DES

EAUX MINÉRALES

DE VITERBE

ET DE SON CLIMAT

(ITALIE),

AVEC RECHERCHES SUR LES THERMES ROMAINS

Par le docteur ARMAND,

MÉDECIN-MAJOR,

LAURÉAT DE LA FACULTÉ DE MÉDECINE ET MEMBRE CORRESPONDANT DE L'ACADÉMIE
DES SCIENCES ET LETTRES DE MONTPELLIER,
MEMBRE DE LA SOCIÉTÉ MÉDICALE D'ÉMULATION DE PARIS,

SECONDE ÉDITION

PARIS,

LIBRAIRIE DE VICTOR MASSON,

PLACE DE L'ÉCOLE DE MÉDECINE.

MDCCCLVII

Errata.

Page 17 (note), 3ᵉ ligne, au lieu de : marquait 352, lisez : 35°.

—   —   4ᵉ ligne, au lieu de : quand le soleil a été *remasqué*, lisez : *démasqué*

—   —   6ᵉ ligne, au lieu de : 22, lisez : 22°.

Page 28, ligne 22ᵉ, au lieu de : *trancontana*, lisez : *tramontana*

—   ligne 34ᵉ, au lieu de : qui ressemble le plus souvent à un vaste *lieu*, lisez : *lac*.

DES

EAUX MINÉRALES

DE VITERBE

ET DE SON CLIMAT

(ITALIE),

AVEC RECHERCHES SUR LES THERMES ROMAINS

Par le docteur ARMAND,

MÉDECIN-MAJOR,

LAURÉAT DE LA FACULTÉ DE MÉDECINE ET MEMBRE CORRESPONDANT DE L'ACADÉMIE
DES SCIENCES ET LETTRES DE MONTPELLIER,
MEMBRE DE LA SOCIÉTÉ MÉDICALE D'ÉMULATION DE PARIS.

SECONDE ÉDITION.

PARIS,

LIBRAIRIE DE VICTOR MASSON,

PLACE DE L'ÉCOLE DE MÉDECINE.

MDCCCLVII

Imprimerie de COSSE et J. DUMAINE, rue Christine, 2.

Lors de notre séjour en Italie, nous fûmes chargé des salles militaires de Viterbe, en même temps que du service médical de l'établissement thermal, pendant les saisons de 1852 et 1853.

Pour répondre à un désir instamment exprimé, nous fîmes un résumé de nos études sur le climat et les eaux de cette intéressante localité. Cette notice fut publiée par les soins de la municipalité, et quelques exemplaires seulement parvinrent en France.

Nous croyons utile d'en donner une seconde édition, autant pour apporter notre contingent d'observations cliniques à la thérapeutique par l'hydrothérapie minérale naturelle, que pour mettre en relief une conviction bien et dûment établie, savoir : l'effet éminemment curatif des eaux sulfureuses thermales dans le plus grand nombre des douleurs rhumatoïdes et ostéocopes d'origine syphilitique, et surtout des dermatoses constituant la classe variée des syphilides.

Paris, 1857.

ARMAND.

DES

EAUX MINÉRALES DE VITERBE

ET DE SON CLIMAT,

AVEC RECHERCHE SUR LES THERMES ROMAINS.

I.

§ 1ᵉʳ. — *Topographie générale des environs de Viterbe.*

Le bassin de Viterbe forme la partie septentrionale des États romains du sud-ouest, enclavés entre la Toscane et le royaume de Naples, l'Apennin et la mer Méditerranée.

Ce bassin s'étend de l'ouest à l'est, des plages de Corneto jusqu'au Tibre ; il est resserré dans sa portion centrale par deux pâtés volcaniques, chacun de vingt milles (1) de diamètre, qui sont au nord : les contours du lac de Bolsena (*Vulcinienis lacus*), et au sud le massif de Cimino, au centre duquel est le lac de Vico.

> *Et Cimini cum monte lacum......*
> (Virg.)

Ces deux lacs se sont formés dans les vastes cratères de deux volcans éteints. La surface du lac de Bolsena n'a pas moins de neuf milles dans son grand diamètre, et laisse poindre deux îlots ; l'un, dit de la Marta, sur lequel mourut en exil la fille de Théodoric, Théodat Amalsonte, reine des Goths ; l'autre, d'un périmètre d'un mille, l'île Bysantine, du nom d'un ancien château-fort Byzenzo, est moins aride ; elle a une colline

---

(1) Le mille romain vaut 1489 mètres.

et une petite plaine cultivable, une maison d'habitation près d'une chapelle et d'un couvent autrefois occupé par les franciscains. Quelques pontifes en avaient fait leur séjour d'été et l'avaient passagèrement embellie. C'est à la surface de ce lac que Pline avait signalé des îles flottantes (*lacus in quo fluctuant insulæ quas venti huc et illuc impellunt*), si toutefois on pouvait appeler de ce nom des détritus végétaux qui, amassés en quantité plus ou moins considérable sur les bords marécageux, étaient parfois poussés au large par les vents, les réunissant ou les dispersant tour à tour. Ce phénomène ne s'observe plus à la surface du lac de Bolsène, et c'est au lac Vadimone qu'il faudrait le rapporter, d'après certains historiens.

Les eaux n'occupent que la partie profonde de l'*infundibulum* de l'ancien volcan, et le niveau du lac est dominé à une hauteur de plusieurs centaines de mètres par les bords évasés du cratère dont la circonférence supérieure a un diamètre de quatorze milles. Sur les pentes de cet immense entonnoir qui porte de la manière la plus ostensible les traces de l'action du feu qu'il vomissait jadis, se trouvent, à diverses hauteurs, plusieurs centres de populations dont les cultures environnantes contrastent avec l'aridité des roches volcaniques qui les dominent. Marta, Capodimonte, sont près du bord de l'eau; San-Lorenzo-Vecchio est aussi dans le bas-fond, mais il a été abandonné comme insalubre. Bolsena (*Vulsinium*) est à mi-côte, sur la pente intérieure nord-ouest du cratère, San-Lorenzo-Nuovo et Montefiascone (1) sont sur la dentelure de la circonférence supérieure, à 400 mètres au-dessus du niveau de la mer.

La voie d'écoulement des eaux se fait au nord-ouest par une coupure près de Marta, et donne naissance à la rivière du

---

(1) Cette localité, où sont des vignobles donnant d'excellents vins blancs, est devenue célèbre par la mort d'un prélat allemand, dont le piqueur avait pour mission d'écrire le mot *est* sur la porte de l'hôtellerie où il devait s'arrêter, quand le vin y était bon. A celle de Montefiascone, il écrivit trois fois *est* pour le malheur de son maître, qui, à force de libations de muscat, arriva au même résultat que la grenouille de La Fontaine. Aussi lit-on sur sa tombe : *Est, Est, Est, et propter nimium Est mortuus est.* Longtemps cette épitaphe fut lubréfiée chaque année par un broc de muscat dont on l'arrosait en vertu d'une clause testamentaire, qu'on a soin d'éluder aujourd'hui par un subterfuge de réfectoire, à la satisfaction des séminaristes du lieu.

même nom. C'est à la Cannaja, cataracte qu'elle forme peu après sa sortie du lac, qu'après les bourrasques de la Tramontane, on va pêcher les anguilles renommées de Marta (*murenna anguilla*). Le lac fournit une pêche abondante; les espèces principales sont les cyprinus tincha, barbo, leuciscus, l'esox lucius, l'atharina epsetus, des écrevisses (*astacus locusta*) et une foule de petits poissons.

Comme le précédent, le lac de Vico ne remplit qu'une partie du cratère qui le renferme, et qui offre dans son intérieur, du côté du nord, les monts Venere et Fogliano, deux cônes volcaniques dus aux dernières éruptions qui s'y produisirent. Le côté du levant est contourné par la route de Rome; et Vico indique, au bord de l'eau, du côté sud, les ruines de Vicus Elbii. On trouve dans ce lac les espèces précédentes, mais la pêche y est moins abondante.

Le feu central, en éraillant l'écorce terrestre en ces deux points à une époque géologique antérieure aux temps historiques, a soulevé les couches et en a produit le redressement vertical du côté de l'intérieur des cratères, tandis qu'à l'extérieur, les soulèvements par adossement forment des plans divergeant au loin, d'une inclinaison et d'une étendue variables. Ces pentes ont été accrues et modifiées en divers sens par les coulées de laves qui sont venues se niveler dans les vallées environnantes; celles qui ont été projetées entre les deux volcans venant se heurter ont produit un exhaussement de terrain entre Viterbe et Montefiascone, qui semble peu apparent, mais qui devient très-sensible si on examine le niveau de la vallée qui sépare ces deux localités. Il suffit, en effet, de jeter un coup d'œil sur la carte pour voir que c'est là le point de partage des eaux qui toutes prennent l'une des deux directions de l'est et de l'ouest. Cette disposition topographique est parfaitement en harmonie avec le caractère géologique de la Péninsule italique, dont les chaînes de montagnes, généralement dirigées du nord au sud, reçoivent les eaux dans une direction plus ou moins perpendiculaire à leur axe.

Les lacs de Bolsena et de Vico, suspendus dans les deux grands réservoirs dont nous venons de parler, à travers lesquels ils laissent filtrer leurs eaux, alimentent une foule de sources formant des cours d'eau plus multipliés que considérables. Ainsi, des pentes montagneuses de Bolsène, outre la Marta qui sort directement du lac, le Rio-Torbido, le rio de l'Infernaccio, remarquable par les profondeurs de ses excavations, l'état abrupte de ses escarpements basaltiques et ses eaux vertes, le rio de la Vezza, etc., coulent à l'est, pendant qu'une foule d'autres ruisseaux glissent sur les pentes sud-ouest.

Le lac de Vico, bien qu'ayant un émissaire appelé Rio-Vicano, qui fait la richesse de la vallée de Ronciglione, alimente un plus grand nombre de sources encore, venant sourdre sur les flancs des monts Cimino. Toutes celles de l'est vont, comme celles du même côté du massif de Bolsène, se jeter dans le Tibre à diverses hauteurs, tandis que celles des autres points des deux massifs convergent en forme de raquette vers la Marta, qui court à l'ouest se jeter dans la mer Tyrrhénienne (1), entre Montalto et Corneto.

Les terrains de Viterbe sont de nature différente, selon l'altitude à laquelle on les examine. Les parties exhaussées dépendant des massifs de Bolsène et du Cimino sont essentiellement volcaniques. Les téphrines, sorte de feldspath modifié et où dominent les silicates doubles alumineux, surtout l'amphigène, abondent dans la partie haute. Les basaltes aux colonnes polygonées sont remarquables à Bolsène, au val de l'Infernaccio, et près des ruines de Ferento. Les trachytes en fusion, dont la pâte pétrosiliceuse compacte, d'aspect terne et mat, enveloppée des cristaux de feldspath vitreux, forment, avec les scories, les roches de Bagnaja, de Vitorchiano, de Soriano et les cimes de la chaîne du Cimino, dont le pic principal est à près de 1,100 mètres au-dessus du niveau de la mer. Tous ces terrains brûlés sont formés de grands amas de pouzzolane, terre rougeâtre mélangée de scories de tufs, de pierres ponces, de laves, d'une grande variété de composition, de couleur, de dureté, de densité, où dominent les lames du pyroxène, les paillettes de mica, les fragments de quartz, etc.

(1) Nom de la Méditerranée aux rives de l'Etrurie et du Latium, de la ville de Turrhenia.

Εςτ Τυρρηνια πολις....) STRAB.

Ces terres, rejetées sous forme pulvérulente ou en fusion, et contenant beaucoup de minerais de fer et de cuivre, ayant formé des coulées variables en étendue, ont fourni, par l'érosion des eaux, d'abondants détritus qui, déposés dans les parties les plus basses et durcis par le temps, donnent des bancs considérables de grès et surtout d'immenses gisements de piperin (*lapis anicianus*) composé de téphrine, de pyroxène et de vake, formant une pâte grise et verdâtre, semée de points noirs et brillants. Ces carrières, d'une exploitation facile, fournissent d'abondants matériaux pour les constructions et les pavés. L'action de l'érosion des eaux reste surtout manifeste aux bords du lac de Bolsène. Après les tempêtes, les vagues repoussent les parcelles détachées des roches volcaniques, sous forme de sables diversement colorés, dont la plus fine poussière est ramassée pour l'usage des sabliers.

En descendant vers les plaines, les couches volcaniques apparaissent mélangées aux couches marines, fluviatiles et lacustres. Il en résulte un terrain mixte d'une disposition variée et révélant l'action alternative des eaux et du feu. Ainsi, vers Ferento, on aperçoit très-distinctement des couches de terrain coquillier servant de base à des basaltes prismatiques, sur lesquelles ont été déposées des couches calcaires de Travertin.

La nature de composition de ces terrains rend compte de l'abondance des sulfures, du soufre dans les solfatares du nord-est du Cimino, et surtout le long du cours de la Vezza, de l'ocre ferreux des peintres, du sulfate de fer dont on extrait le vitriol romain. Il y a des carrières d'albâtre, de chaux sulfatée, de calcaires, des amas de poudings, etc. Puis, quand on arrive dans les Maremmes ou dans le bassin du Tibre, on retrouve les dépôts marins, des bancs coquilliers, des débris organiques, du charbon fossile, et très-fréquemment des ossements fossiles d'animaux ne vivant plus dans cette latitude, comme les éléphants, particulièrement dans les sables et les brèches de Magugnano.

Ces terrains subapennins ont été successivement éraillés à diverses époques par des éruptions soudaines qui ont fait surgir, d'espace en espace, des groupes de cônes volcaniques, semblables à des touffes de champignons agglomérés. Telles ont été les origines des cônes ou bouches ignivomes de Bolsène, du Cimino, des monts Albains dans la Campagne de Rome. Les entassements de ces projections reculèrent au loin l'arc azuré de la mer; puis ces terrains plutoniens, refroidis et détrempés par les eaux du ciel, se couvrirent graduellement de végétation et se peuplèrent. Des générations dont le temps a perdu le nom, y passèrent leur fugitive existence. Après elle les Étrusques, plus avancés en civilisation, laissèrent une empreinte que trois mille ans n'ont pu effacer. Aujourd'hui l'aspect de la contrée a, quant à la végétation, deux aspects bien opposés : les points élevés et montagneux sont riches de cultures variées et couverts de bois de chênes, de liéges et de châtaigniers, le Cimino surtout, bien que la cognée et l'incendie aient rendu ces forêts moins impénétrables qu'au temps où les armées romaines redoutaient de s'y engager. Les parties basses de la pianura de Viterbe, du Tibre à la mer, sont ondulées, accidentées, généralement nues et stóriles, n'ayant guère que quelques champs de céréales et de maigres pâturages au milieu desquels Toscanella (1) apparaît dans un lointain horizon comme une oasis du désert.

§ II. — *De la ville de Viterbe.*

Viterbe est adossée aux pentes inférieures du Cimino, au versant nord du côté désigné sous le nom de Palanzana. A la partie supérieure de la ville finissent les forêts et naissent de riantes cultures où la vigne, l'olivier, le laurier, le mûrier et toutes sortes d'arbres fruitiers, s'étendent en un vaste tapis de verdure qui contraste avec la nudité roussâtre de la plaine. Bien que la ville semble assise presque au pied des montagnes, le terrain qui, depuis le littoral, semble horizontal, se relève en plan incliné, de façon à donner à Viterbe une altitude qui n'est guère moindre de quatre cents mètres.

Cette position fut occupée dès les temps les plus reculés; et, d'après les conjectures basées sur des données historiques et archéologiques, conjectures dont nous laissons toute la responsabilité aux chroniqueurs du pays, particulièrement au père *F. Bussi,* qui a laissé un grand in-4° (2) sur l'histoire de

1) Tuscania.
(2) Rome, MDCCXLII.

Viterbe ; c'est sur ce même emplacement qu'aurait été Vétulonie, la métropole de l'Étrurie, dans le temple de laquelle se
tenait l'assemblée des chefs des douze capitales étrusques,
pour l'administration de la confédération qu'elles formaient.

*Vetulonia erat regia regum Etruscorum et illarum urbium
caput.*

*Quemadmodum autem Latinorum, sic Etruscorum commune
quoddam consilium ad Fanum Volturnæ; quo in loco* XII *Etruriæ principes populi de summâ rerum consulere ac de bello
et pace statuere soliti sunt* (*Sigonio*).

Et, ajoute le père F. Bussi : *Hoc Fanum Volturnæ in totius
Etruriæ medio fuit haud procul a Ciminis jugis.*

Sur deux autres collines en face de celles qu'auraient oc-
cupées Vétulonie et Volturnie, se trouvaient Longula et Arbanum ou le château d'Hercule.

Longtemps les villes étrusques résistèrent à l'envahissement
des Romains, mais elles finirent par subir le sort commun.
Fulvius en fit la soumission définitive en 488 de Rome, et dès
lors elles furent gouvernées par des proconsuls. Plus tard,
l'Étrurie livra passage au flux et reflux des barbares et fut
couverte de ruines à plusieurs reprises. Vers le milieu du
VIIIᵉ siècle, Pepin fit relever celles de Vétulonie (appelée aussi
Viterbe, d'après les annotations de Sébastien Munster sur la
géographie de Ptolémée) qu'il réunit à la ville Arbanum, ainsi
qu'il résulte de l'inscription ci-après : *Pipinus..... Italiæ rex,
Arbanum quartum oppidum Herculis castrum cum divi Lau-
rentii templo Viterbii ære publico adjecit* DCCL (1).

Désidérius, dernier roi des Lombards, fit relever celles de
Volturnie, Tyrrhénie et de Longula, qu'il réunit à Vétulonie
en les entourant d'une muraille commune, et décréta que la
nouvelle tétrapole serait définitivement appelée Viterbe par
tous, sous peine de mort.

*Revocamus statuta regis Aistulfi contra Vetulonos edita ut
lacus non Tirensium, sed Vetulonum sit.... et ut sub uno muro
cingant sua oppida Longulam, Vetuloniam et Tirrenam Vol-
turnam dictam Ethruriam, totamque urbem nostra adjectione*

(1) *Histoire de Viterbe,* Bussi.

*Viterbum pronuntient ut.... dici jussimus : decreta si quis vio-
laverit, capite puniatur* (1).

Désidérius voulut aussi faire disparaître l'esprit de rivalité
qui s'était perpétué parmi les habitants de ces villes qui, malgré leur contiguité, avaient formé jusque-là de petites répu-
bliques distinctes, dont chacune visait à la suprématie.

Volturnie, qu'on appelait aussi Ethrurie, tenait surtout à
primer, et longtemps son nom servit à désigner tout à la fois
la contrée et la ville qu'on a tour à tour appelée *Vetulonia,
Volturna, Longula, Arbanum, Castrum, Viterbium, Vegentia
Vejuzza, Vitruvio, Beterbo, Viterbo,* appellations qui, dans
une foule de cas, devaient amener une fâcheuse confusion.

Dès lors Viterbe fit frapper ses monnaies aux initiales de ses
quatre villes constitutives; de là, les lettres FAUL, qu'elle a
gardées dans ses armoiries. — *Hanc Fanum, Arbanum Vetulonia Longula quondam oppida dant urbem prima elementa
FAUL.* On lit ce distique dans le grand escalier de la municipalité, au-dessous d'une sphère coupée par deux cercles en
quatre compartiments, où sont en relief les initiales $\frac{F|A}{V|L}$, et
placée sous les griffes de deux lions, emblème de la force, en
mémoire d'Hercule, protecteur de la contrée.

Toutefois, l'effigie de ce demi-dieu, qui était aussi sur la
monnaie, dut faire place à celle de saint Laurent, de même
que son temple était déjà devenu la cathédrale de San-Lo-
renzo.

Permittimus, dit le décret de Didier, *pecuniis imprimi
FAUL, sed amoveri Herculem et poni sanctum Laurentium eorum patronum sicut facit Roma et Bononia.*

C'est depuis cette époque qu'on a transporté hors du temple
d'Hercule un bas-relief allégorique très-remarquable, aujour-
d'hui déposé à la municipalité avec cette inscription . *Osiridis
victoriam in gigantes litteris hieroglyphicis in hoc antiquis-
simo marmore inscriptam ex Herculis olim, nunc divi Lau-
rentii templo translatam ad conservanda vetustissima patriæ
monumenta atque decora hic locandam statuit Senatus Popu-
lusque Viterbiensis.*

(1) *Loco citato.*

Ainsi s'opérait la substitution du christianisme au paganisme, non pas toutefois sans luttes et sans effusion de sang; aussi Viterbe comme Rome garde le souvenir de l'ère des persécutions; sous Maximien, notamment le proconsul Démétrius se fit remarquer à Castrum Viterbium par son ardeur contre les chrétiens qui, disait-on alors, exécraient les dieux et abusaient le peuple en lui débitant des erreurs.

Christiani execratores et injurias Deorum exercentes quotidie seducebant populum et multos in eorum errores pertrahebant (1).

Viterbe fut de nouveau restaurée et reçut des franchises sous Charlemagne qui, après avoir défait les Lombards et subjugué l'Italie, favorisa l'établissement du christianisme.

Carolus Francorum rex. cognomento. magnus. Rom. imper. Viterbium consularibus. legibus. exornavit. privilegiis decoravit ann. DCCXXXI. (2).

Viterbe passa ensuite sous la dépendance de Rome dont elle devint un évêché suffragant, ainsi que l'indique un évêque du XIᵉ siècle : « *Alii episcopi qui dicuntur suffraganei Romani pontificis..... sunt..... in Tuscia Viterbiensis.....* » (3). Cela ressort encore du statut de 1193 de Célestin III, réunissant à l'évêché de Viterbe Toscanella, antique cité qui, à trois cents ans de là, était saccagée par Charles VIII au retour de son expédition de Naples.

Cependant Viterbe ne se soumit définitivement à la domination temporelle des papes qu'après de longues luttes avec Rome et qui se terminèrent en 1200 par cet acte de soumission qui consistait alors, pour la ville vaincue, à céder à l'armée papale la plus grosse cloche et les chaînes des portes. Plus tard il y eut encore des alternatives d'occupations par les armées allemandes, qui toutefois n'eurent pas toujours aisément raison de Viterbe. L'armée de Frédéric II, notamment, dut se retirer après avoir tenté vainement un assaut de vive force (1243).

En 1799 cette ville ferma ses portes aux Français qui se présentèrent devant ses murs; depuis 1849 elle est au nombre des garnisons que nous occupons dans les États Romains.

(1) *Loco citato.*
(2) *Idem.*
(3) *Idem.*

Coupée de l'est à l'ouest par un profond ravin, et du sud au nord par un autre perpendiculaire au précédent, on se rend compte aisément des positions des quatre villes primitives qu'on a représentées dans une des fresques de la grande salle de la municipalité. Dans le delta des deux cours d'eau qui, par leur confluent, vont former à l'ouest la rivière de FAUL, se trouvaient, au sommet, Arbanum, et à la base, Vetulonia. Au nord, au delà du premier ravin, était le Fanum Vetuloniæ ou Volturnæ, aujourd'hui la Rocca, citadelle servant de caserne. Sur l'escarpement du ravin du sud s'échelonnait Longula. Ces deux quartiers ont au sud-ouest de vastes emplacements ruinés, la plupart convertis en jardins parcellaires, et offrent, le dernier surtout, un cachet remarquable de vétusté dans leurs constructions, ayant de grandes analogies avec les vieux quartiers des villes arabes de l'Algérie. S'égarer à travers d'antiques masures où vit modestement une population digne d'intérêt, c'est faire une excursion dans un passé bien reculé. A chaque pas on y rencontre des tours que le temps a noircies, des forteresses que le temps a démantelées, datant de six, huit et dix siècles. C'est par centaines que de hautes tours surgissent dans tous les quartiers de la ville comme autant de témoins déposant de l'état de lutte et d'anarchie où l'on vivait au moyen âge. Ces tours et celles des remparts, les dômes et les flèches des églises, donnent à la ville, vue de loin, un aspect qui n'est pas sans ressemblance avec Avignon, l'une de nos villes de France qui ont le plus conservé leur ancienne physionomie.

Nous n'entreprendrons pas la description de toutes les antiquités que l'on peut visiter avec intérêt à Viterbe. Nous citerons comme d'une architecture remarquable d'exécution le portail en style ogival de l'église de la *Madona della Salute*, les arceaux de l'ancien palais Pollioni dans le vieux quartier de San-Pellegrino ; la colonnade des arceaux de la place de la municipalité dont les chapiteaux ont des espèces de plumes d'autruche jouant la feuille d'acanthe : sur cette même place, les lions adossés au palmier, gardant l'écusson aux armoiries de la ville, le tombeau à bas-reliefs de la belle Galliana, dite la Vénus de Viterbe. Ce tombeau, qui est du XIIe siècle, mais dont le sarcophage, d'après M. Orioli, serait romain, semble presque sculpté d'hier, si on le compare aux tombeaux étrusques qu'on a rangés dans la cour de la municipalité, et dont le grès se rapprochant du piperin d'Albano a été en partie rongé par le temps. Sur les opercules sont couchés des personnages à demi drapés, les hommes dans la pose du sommeil, les femmes, accoudées sur un double coussin, sont dans l'attitude que prenaient les anciens sur les lits où ils mangeaient. Ces sculptures sont grossières, les pieds et les mains sont informes. Il est des sarcophages comme celui du grand escalier de la municipalité, avec des bas-reliefs représentant des scènes de carnage, chasses ou batailles où les guerriers ont succombé. Ces tombeaux ont été tirés des hypogées ou grottes sépulcrales très-répandues dans le territoire étrusque, et qu'on retrouve intactes aux tertres des ruines de Musarna, à sept milles ouest de Viterbe, sur la rive gauche de la Leya (la Veya anciennement). On arrive dans chaque hypogée par une tranchée en triangle vertical aboutissant à une petite poterne par laquelle on pénètre dans une salle carrée de hauteur d'homme, entièrement creusée dans le tuf volcanique et dont la voûte n'a presque pas ƒde cintre. C'est assurément en creusant ces excavations que l'idée de la voûte en maçonnerie jusqu'alors inconnue est venue aux Etrusques. Chaque caveau est rempli de plusieurs rangées de tombeaux serrés les uns contre les autres. Le plus souvent des statues de femmes tiennent dans leurs mains une patère, sorte de soucoupe au centre de laquelle le pouce maintient un objet de forme nummulaire, on dirait une pièce de monnaie, peut-être une obole pour passer la barque à Caron.

Leurs cheveux sont ordinairement relevés et noués derrière la tête, quelques-unes ont des nattes tressées sur les faces. Les hommes ont les cheveux coupés courts, ils n'ont ni barbe ni moustaches, cependant le contraire s'observe sur les vases étrusques représentant des sujets grecs. Ordinairement dans l'hypogée une statue dominant les autres semble représenter le chef de famille le plus souvent au nom grec comme ceux-ci : Andokidès, Kosthènes, Gleukon, Nicosthènes, gravés dans les hypogées de Canino.

Ce ne sont pas les seuls témoignages de la civilisation étrusque. On a retiré des grottes sépulcrales et des ruines de plusieurs cités une foule d'objets qu'on a réunis au cabinet d'archéologie ; ce sont des ustensiles, des lampes en métal ou en terre cuite, des vases peints ou gravés au trait, des fragments de statues, des bas-reliefs, des inscriptions disposées à rebours, c'est-à-dire de droite à gauche, comme celle-ci gravée sur une pyramide tumulaire octogone (1) :

ɪƎɯƎ˥

∀OIՈA◖

ZV√ɜ

Il y a aussi une foule d'objets de parure parfois les plus bizarres, et dénotant l'immense différence qui sépare l'état des mœurs de ces anciens peuples et des époques actuelles. Ajoutons que dans le même cabinet on trouve aussi beaucoup d'échantillons minéralogiques des terrains de la contrée, des ossements fossiles de diverses espèces antédiluviennes et, chose très-rare, un crâne fossile d'homme dont le cerveau est remplacé par une pétrification calcaire qui a pris lieu et place de cet organe. Les os de la face manquent, il reste quelques vestiges du sphénoïde et de l'ethmoïde, et la portion écailleuse du temporal droit. Des os du crâne il reste à la convexité : 1° tout le frontal ; 2° tout le pariétal gauche ; 3° la partie antérieure du pariétal droit rupturé ; l'occipital, la moitié du pariétal et le temporal gauche manquent de même que le cervelet et une partie des lobes postérieurs ; les os restants ne sont pas si durement pétrifiés que le cerveau.

Plus durs que des os desséchés, ils sont quelque peu friables au frottement d'un corps rugueux ; bien que fortement adhérents au cerveau pierreux, on voit qu'on pourrait, avec de légers coups de marteau, par exemple, détacher très nettement cette carapace recouvrant incomplétement le cerveau pétrifié qui, au point où le pariétal gauche fait défaut, montre en relief toutes les nervures semblables à celles d'une feuille de figuier, que forment les ramifications méningées. Malheureusement on ne possède aucune donnée sur la provenance de cette pétrification remarquable. On peut dire qu'elle s'est formée dans des couches calcaires, sans pouvoir préciser, toutefois, de quelle période géologique.

(1) M. le professeur Orioli, qui a fait d'intéressantes recherches archéologiques sur la contrée, a reproduit bon nombre d'inscriptions de ce genre, tirées notamment de Toscanella, comme celle-ci : *Cumlnas. Larth. Velus. R ril.* LXXXIIIII ; ainsi rectifiée : *Larthis commelii Velii fili, annorum* LXVXVI.

§ 3. — *De la population.*

« Le versant septentrional du Cimino offre une race remar-
« quable par la hauteur de la stature, l'élégance des formes,
« la régularité des traits..... »

Cette appréciation de M. de Tournon est vraie, mais ne doit
pas, toutefois, être prise dans un sens trop absolu.

La population de Viterbe, qui était de 14,000 âmes en 1817,
s'élève aujourd'hui à 17,000. De tout temps elle a été agricole
et industrielle. Au 15e siècle, il y avait seize corporations formant l'*Ordo Artium, Proconsules Notariorum, Consules Mer-
catorum, Rectores Spetiariorum, Fabrorum, Calsolariorum,
Macellariorum, Carpentariorum, Lanariorum, Sarctorum,
Tabernariorum Hospitium et Casariorum, Hortulanorum,
Barbitonsorum, Molendinariorum, Pezzicarolorum, Magis-
trorum Lapidum, Textorum Panni et Lini.*

Aujourd'hui, parmi les industries principales on compte :
l'industrie linière, la culture du lin et du chanvre surtout occupent un grand nombre d'ouvriers, soit en ville, tels que les
peigneurs de chanvre, les cordiers, les tisserands, soit aux
champs et aux routoirs de la vallée du FAUL. Nous avons acquis
la certitude que ces routoirs n'exercent pas, sur la localité, l'influence fébrigène que quelques étiologistes ont voulu leur at-
tribuer d'après une hypothèse que nous avons combattue autre part (1).

Ainsi, par exemple, en 1851, le nombre de nos fébricitants
accru, par les chaleurs de juillet et de la première quinzaine
d'août, a baissé à partir de la deuxième quinzaine, et plus encore en septembre, c'est-à-dire, que les fièvres dont la propor-
tion n'a, du reste, jamais été considérable, ont diminué juste-
ment à l'époque où se sont faits les rouissages.

Des fabriques d'étoffes de coton emploient un certain nombre d'ouvriers dont l'état sanitaire est excellent.

La mégisserie est une autre industrie très-importante à
Viterbe ; les tanneries le long du ravin du Faul occupent de

---

(1) *Etudes étiologiques des fièvres dans l'Algérie et dans l'Italie centrale.* Le
miasme paludéen est l'*x*, l'inconnue à éliminer du problème étiologique des fièvres.
Alger, 1843. Rom. 1852.

nombreux ouvriers dont l'état sanitaire se maintient satisfaisant. Comme conséquence du commerce des cuirs, l'état de cordonnier est exercé par beaucoup d'ouvriers qui, sous le rapport sanitaire, rentrent dans la catégorie des mégissiers.

La chaudronnerie, la clouterie, la maréchalerie et les forges qui fournissent les matières premières, extraites des minerais de la contrée, entretiennent une nombreuse gent vulcanique, étalant et déployant de grand matin une puissance musculaire cyclopéenne. Ces forgerons contribuent, pour une large part, à donner à Viterbe une animation peu commune dans les autres villes.

Nous pouvons encore ranger dans la même famille les ouvriers employés à la fabrique de vitriol vert et à la verrerie.

Les industries séricole et viticole emploient aussi beaucoup de gens : les vignerons sont nombreux et les vins blancs abondent presque exclusivement dans ce pays. Si leur usage modéré rentre dans les prescriptions d'une hygiène bien entendue, nous devons dire que l'abus en est à redouter surtout pendant les chaleurs, car alors ces vins capiteux déterminent une telle irascibilité chez les buveurs, qu'ils en viennent souvent à des rixes sanglantes.

Les autres branches de l'agriculture occupent une population considérable parmi laquelle les faucheurs, les moissonneurs, les éleveurs de bestiaux, d'espèces ovines, bovines et surtout de chevaux courant les plaines et les vallées, sont le plus en butte aux influences du climat.

§ 4. — *Climatologie.*

Le climat de Viterbe, comme cela a lieu pour toutes les localités des pays chauds qui sont à une certaine altitude et près des montagnes, offre cette particularité, d'être variable, d'avoir une saison froide plus prononcée et plus longue que sur le littoral, mais de trouver aussi dans ces mêmes conditions, par rapport aux contrées plus basses, un notable correctif à la saison des chaleurs.

Pendant l'hiver qui survient de bonne heure et s'en va tardivement, la neige et la glace se maintiennent quelquefois en permanence pendant des périodes de plusieurs jours. Leur persistance varie selon les années, mais elles ne font jamais défaut.

Disons toutefois que les bois d'oliviers, les orangers et les palmiers de quelques jardins indiquent que la température ne doit pas sensiblement différer des département du midi de la France. Puis viennent les froids humides du printemps se prolongeant avec les pluies de mai, à tel point que ce n'est qu'à la dernière quinzaine de juin que les habitants commencent à quitter le manteau. Jusqu'à cette époque à certaines journées déjà chaudes, il semble qu'il y ait exagération de leur part à rester ainsi pesamment vêtus, mais un brusque refroidissement de l'atmosphère occasionné par le vent d'ouest amenant la pluie ne tarde pas à justifier une précaution hygiénique commandée par l'expérience.

A la deuxième quinzaine de juin, la température devient propice pour les bains et reste ordinairement très-favorable pendant juillet et la plus grande partie du mois d'août, après quoi surviennent les pluies aux approches et dans le cours de septembre rouvrant la marche à la saison froide.

Voici le relevé de nos observations météorologiques pour 1851.

En mai :

	Le matin.	Le soir.
Les vents ont soufflé du nord. . . .	11 fois.	8 fois.
— — du sud..	6 —	» —
— — de l'ouest. . .	11 —	11 —
— — du nord-ouest.	1 —	1 —
— — du nord-est. .	» —	1 —
— — du sud-ouest.	2 —	10 —
L'état du ciel a été beau.		10 fois.
— — nébuleux..		1 —
— — nuageux.		1 —
— — couvert.		3 —
— — couvert et pluvieux.		16 —

D'où il est résulté que la température s'est peu élevée, et que l'humidité froide est restée très-prononcée.

Observations thermométriques du mois.

	Thermomètre intérieur Réaumur.	Thermomètre extérieur.
Minimum.	9°	10°
Maximum.	15°	20°
Moyenne..	13°	15°
Maximum observé au soleil.		28°

En juin :

	Le matin.	Le soir.
Le vent du nord. . . a soufflé. . . .	17 fois.	17 fois.
— du sud. . . . —	8 —	7 —
— de l'est. . . . —	1 —	1 —
— de l'ouest. . . —	3 —	3 —
— du sud-ouest —	« —	1 —
— du sud-est. . —	1 —	1 —
Aussi le temps a-t-il été beau.. . . . . . . , ...		24 jours.
— — nébuleux.		2 —
— — couvert.		1 —
— — couvert et pluvieux. . .		3 —

La température s'est rapidement élevée dans les premiers jours du mois, et s'étant maintenue dans une progression uniforme, elle a chassé cette humidité dont s'étaient imprégnées les rues et les habitations pendant la saison froide. Nous notons cette particularité comme rendue plus notable à Viterbe, par l'état hygrométrique du grès volcanique, sorte de pierre qu'on emploie en larges dalles ou blocs pour les pavés et les constructions.

Température.	Thermomètre Réaumur intérieur.
Minimum.	15°
Maximum.	21°
Moyenne.	19°

Maximum observé au soleil par un jour de sirocco : 46°

Juillet a été moins beau que le mois précédent, il ne nous a valu que :

15 jours de beau temps.
4 — nébuleux.
8 — nuageux.
4 — couverts et pluvieux.

Ce qui s'explique par la direction des vents qui a été :

	Le matin.	Le soir.
Du nord..	5 fois.	2 fois.
Du sud.	13 —	14 —
De l'est..	2 —	1 —
De l'ouest..	5 —	3 —
Du nord-est.	1 —	2 —
Du nord ouest.	5 —	7 —
Du sud-ouest.	« —	2 —

La température du mois a été :

De 20° Réaumur au minimum.
23° — au maximum
21° — en moyenne.
Maximum observé au soleil, 46° (1).

En *août* nous avons compté :

18 beaux jours.
2 nébuleux.
2 nuageux.
1 couvert.
8 couverts et pluvieux.

Les vents régnants ont été .

	Le matin.	Le soir.
Du nord.	21 fois.	13 fois.
Du sud.	7 —	7 —
De l'est..	1 —	« —
De l'ouest.	1 —	2 —
Du nord-est.	1 —	2 —
Du sud-ouest.	« —	4 —
Du sud-est.	« —	3 —

Température du mois :

	Thermomètre intérieur Réaumur,	Thermomètre extérieur.
Minimum.	18°	15°
Maximum.	22°	28°
Moyenne.	20°	23°
Maximum observé au soleil.		44

Septembre.

Les chaleurs de l'été ont brusquement fini à partir du 29 août, jour où les pluies froides ont recommencé pour se continuer en septembre. Au froid humide de la dernière dizaine a succédé le froid incisif de la tramontane, qui a soufflé avec violence pendant quelques jours, pour le céder ensuite aux cou-

(1) Eclipse le 28 juillet. La conjonction a commencé à Viterbe à 2 heures 50 min.; graduellement, la lumière solaire a pâli comme par une journée brumeuse d'hiver. Pendant la période croissante, le thermomètre qui, à 3 heures, marquait 552, s'est abaissé à 4 heures à 23; et, quand le soleil a été remasqué, le même instrument est remonté à 33 1/2. L'abaissement de température n'a été sensible qu'au soleil, le thermomètre intérieur est resté à 22.

rants du sud et du sud-ouest, qui fréquemment amènent la pluie

	Vents du matin.	du soir.
Du nord. . . . . , . .	6 fois.	5 fois.
Du sud. . . . . , ...	13 —	13 —
De l'est..	7 —	6 —
De l'ouest.	1 —	» —
Du nord-est.	1 —	2 —
Du sud-ouest..	». —	1 —
Du sud-est. . . . . , . . .	2 —	3 —

L'état du ciel a été beau.	7 fois.
— nébuleux	6
— nuageux.	1
— couvert.	2
— couvert et pluvieux.	14 (1)

Aussi la température du mois a-t-elle été : .

	Thermomètre intérieur Réaumur.	Thermomètre exterieur.
Minimum.	14° 1/2	8°
Maximum.	15° 1/2	19°
Moyenne.	15°	14° 1/2
Maximum observé au soleil.	34°	

En *octobre* les vents ont été :

Du nord.	2 fois.
Du nord-est.	8 —
Du sud.	3 —
Du sud-est.	4 —
De l'est.	9 —
Variables.	5 —

Nous avons eu 16 jours pluvieux.

La température a été :

Minimum.	7°
Maximum.	15°
Moyenne.	11°

Enfin en novembre nous sommes pleinement entrés en hiver; de 14° le 1er du mois, le thermomètre s'est abaissé à 1°, — 0° le 30, et nous avons eu 17 jours pluvieux, trois fois du grésil et deux fois de la neige.

(1) Le plus grand orage a éclaté le 19 dans l'après-midi. La foudre est tombée hors de la porte de Florence, et, d'autre part, près du poste de la Gendarmerie, au Cimino.

Vents dominants du sud. . . . . **11** fois.

  —   — du sud-est. . . . . **5** —

  —   — du sud-ouest. . . . . **3** —

  —   — de l'ouest. . . . . **2** —

  —   — du nord-est. . . . . **6** —

  —   — variables. . . . . **3** —

Neige et glace aux premiers jours de décembre.

Température minimum 1°—0. Maximum 5°+0.

Vents du nord. . . . . **10** fois.

  — du nord-est. . . . . **16** —

  — de l'est. . . . . **3** —

  — du sud-est. . . . . **2** —

22 jours de beau temps d'hiver.

Les observations météorologiques de la saison des eaux proprement dite intéressent particulièrement les baigneurs; nous allons donner le relevé de celles que nous avons notées trois fois par jour pendant l'été de 1852. Les chaleurs n'ont commencé à se faire sentir qu'au passage du printemps à l'été, et n'ont été réellement estivales qu'aux derniers jours de juin, pour aller croissant en juillet. Ensuite elles ont déja baissé vers la deuxième quinzaine d'août, et plus encore pendant la première moitié de septembre, au point d'avoir, selon la règle annuelle, mis fin à la saison où il convient de faire usage des eaux ; c'est ce qui résulte des tableaux ci-après :

OBSERVATIONS MÉTÉOROLOGIQUES DU MOIS DE JUILLET 1852,

A VITERBE.

Le matin :

Quantièmes.	Etat du ciel.	Vent.	Baro-mètre.	Hy-gromètre.	Thermo-mètre extérieur. (R.)	Thermo-mètre intérieur. (R.)
1	Clair.	N.	27 5	12	12	18
2	Nuageux. . . .	N.	27 3	12	12	18
3	Clair.	N.	27 0	14	11	18
4	id.	N.	27 8	15	10	19
5	id.	N.	27 7	14	11	19
6	id.	O.	27 6	12	17	20
7	Nuageux. . . .	S.-O.	27 3	21 1/2	21	20
8	Pluvieux (1) . .	S.-O.	27 6	0 (2)	16	18

(1) Ce jour-là, le tonnerre est tombé hors de la porte de France.

(2) L'hygromètre à mercure de Pizzali porte 0 au point de l'umido massimo, et 100 pour secco extremo.

Quantièmes	Etat du ciel.	Vent.	Baromètre.	Hygromètre.	Thermomètre extérieur.	Thermomètre intérieur.
9	Couvert	S.-O.	27 5	13	19	19 1/2
10	id.	N.	27 6	0	17	19 1/2
11	id.	N.	27 5	12	16	19
12	id.	N.	27 5	17	17	19
13	id.	N.	27 8	10	19	19
14	id.	S.-O.	27 8	10	16	19
15	id.	S.-O.	27 5	36	20	20
16	id.	S.-O.	27 7	14	18	20
17	id.	S.	27 7	21	19	21
18	id.	S.	27 7	26	19	21
19	Nuageux. ...	S.-E.	27 5	0	16	21
20	Beau.	N.	27 7	0	15	21
21	id.	N.	27 7	10	17	21
22	id.	N.	27 6	19	19	21 1/2
23	id.	N.	27 5	22	19	22 1/2
24	id.	N.	27 7	10	18	22
25	Couvert	S.	27 7	20	19 1/2	22
26	Nuageux. ...	S.	27 6	20	19	22
27	id.	S.	27 5	10	19	22
28	Clair.	S.	27 5	8	17	21
29	id.	E.	27 6	0	15	20
30	id.	S.	27 7	2	16	20
31	Nuageux. ...	E.	27 5	14	19	20

Au milieu du jour, mois de juillet 1852 :

Quantièmes	Etat du ciel.	Vent.	Baromètre.	Hygromètre.	Thermomètre extérieur.	Thermomètre intérieur.
1	Clair.	N.	27 5	28	21	18 1/2
2	id.	N.	27 5	29	21	18 1/2
3	id.	N.	27 6	30	20	18
4	id.	N.	27 6	30	25	1 3/4
5	id.	N.	27 8	28 1/2	25	19
6	Nuageux. ...	O.	27 6	28	29	21
7	id.	S.-O.	27 5	24 1/2	25	21
8	Couvert	E.	27 5	3	20	20
9	id.	S.-O.	27 5	10	20	19 1/2
10	Clair.	N.	27 5	13	21	20
11	id.	N.	27 5	29	24	20 1/2
12	id.	N.	27 5	36	27	20 1/2
13	Nuageux ...	S.-O.	27 5	27	27	20
14	Couvert.	S.-O.	27 5	28	28	21
15	Clair.	S.-O.	27 5	30	2	21 1/4
16	Nuageux. ...	N.-O.	27 5	29	27	21
17	id.	S.	27 4	37	27	22
18	Clair.	S.	27 5	32	27	22
19	Couvert	S.	27 4	22	25	21
20	Nuageux. ...	N.	27 5	20	25	21
21	Clair.	N.	27 5	21	26	21
22	Nuageux. ...	N.	27 4	34	28	22 1/2
23	id.	N.	27 3	44	30	23
24	Clair.	N.	27 4	40	29	22
25	Couvert	S.	27 5	30	25 1/2	21
26	id.	S.	27 3	24	25	21
27	id.	S.	27 1	21	26	22
28	Pluvieux. ...	S.	27 0	28	25	21 1/2
29	Nuageux. ...	E.	27 3	24	25 1/2	20 1/2
30	Pluvieux. ...	S.-O.	27 4	27	19	20
31	Nuageux. ...	E.	27 4	27	26	20 1/2

Mois de juillet 1852, *le soir* :

Quantièmes.	Etat du ciel.	Vent.	Baromètre.	Hygromètre.	Thermomètre extérieur.	Thermomètre intérieur.
1	Clair.	O.	27 5	20	18 1/2	18
2	id.	N.	27 5	18	18	18
3	id.	N.-E.	27 6	20	19	18
4	id.	N.	27 6	22	20	19
5	id.	S.-O.	27 6	20	20	20
6	id.	O.	27 6	14	24	21
7	Nuageux. . . .	S -O.	27 5	20	23	21
8	Pluvieux. . . .	E.	27 5	7	19	19
9	id.	E.	27 5	9	19	19
10	Clair.	S.-O.	27 7	17	18	19
11	id.	S.	27 7	20	19	19
12	id.	S.	27 7	21	20	19 1/2
13	Pluvieux. . . .	S.-O.	27 8	12	19	19
14	id.	S.-O.	27 8	10	20	20
15	Nuageux. . . .	S.	27 8	20	21	20 1/2
16	id.	S.-O.	27 8	21	21	21
17	Clair.	S.	27 5	29	23	21
18	Couvert	S.	27 6	17	21	21
19	Pluvieux. . . .	N.-O.	27 6	4	19	20
20	Beau.	N.	27 6	20	21	21
21	Nuageux. . . .	S.	27 5	24	21	21 1/2
22	id.	S.	27 4	22	24	21 1/2
23	Couvert	N.	27 5	21	22	22
24	Clair.	S.	27 5	19	21	21 1/2
25	Nuageux. . . .	S.-O.	27 5	16	22	21 1/3
26	Clair.	S.	27 5	10	20	21 1/2
27	id.	S.	27 5	10	19	20
28	Nuageux. . . .	S.-O.	27 5	11	19	20 1/4
29	id.	S.-E.	27 5	14	20	20 1/2
30	Clair.	S.	27 8	8	18	19
31	id.	S.	27 5	24	24	20 1/2

Au mois d'août 1852, *le matin* :

Quantièmes.	Etat du ciel.	Vent.	Baromètre.	Hygromètre.	Thermomètre extérieur.	Thermomètre intérieur.
1	Clair.	N.-E.	27 8	8	17	20
2	id.	S.	27 8	8	17	20
3	Nuageux. . . .	S.	27 8	0	17	20
4	Couvert	S -E.	27 5	0	19	21
5	Nuageux. . . .	S.	27 5	0	19	21 1/2
6	Clair.	S.	27 5	10	20	21
7	id.	S.	27 4	6	20	21
8	id.	N.	27 7	12	18	21
9	id.	S.	27 8	15	16	21
10	Nuageux. . . .	S.	27 5	0	19	21
11	Clair.	N.	27 7	8	15	20 1/2
12	id.	S.	27 7	17	17	20
13	Couvert	S.	27 5	2	20	20 1/2
14	id.	N.	28 7	0	15	21
15	id.	N -E.	27 9	6	15	20
16	Clair.	S.-E.	27 8	4	8	19 1/2
17	id.	N.-E.	27 7	2	18	20
18	id.	N.	27 8	19	17	20
19	Nuageux. . . .	S.	27 7	19	18	20

Quantièmes.	État du ciel.	Vent.	Baromètre.		Hygromètre.	Thermomètre extérieur.	Thermomètre intérieur.	
20	Clair.	S.	27	7	0	15	20	1/2
21	Nébuleux. . . .	S.	27	7	6	15	1	1/2
22	Clair.	S.	27	7	18	16	19	
23	Pluvieux. . . .	N.-E.	27	6	0	15	19	3/4
24	Clair.	N.	27	7	0	15	18	
25	id. . . . . . ,	N	27	9	3	14	18	
26	id.	N.	27	10	8	15	18	
27	id.	S	27	11	17	17	19	
28	id.	S.	27	10	12	15	19	
29	id.	N.	27	10	20	18	19	
30	Pluvieux. . . .	E.	27	9	16	20	20	1/4
31	Couvert	S.	27	9	16	19	20	

Mois d'août 1852, milieu du jour :

Quantièmes.	État du ciel.	Vent.	Baromètre.		Hygromètre.	Thermomètre extérieur.		Thermomètre intérieur.	
1	Clair.	N.	27	4	31	26		21	
2	Nuageux. . . .	S.	27	4	24	27		21	
3	id.	S.	27	4	0	23		20	1/2
4	id.	S.-E.	27	2	25	26		21	
5	id.	S.	27	3	18	26		21	
6	id.	S.	27	3	20	26		21	
7	id.	S.	27	3	24	26		22	
8	id.	N.	27	4	28	25		21	
9	id.	S.	27	3	28	27		21	
10	Clair.	S.	27	4	20	24		21	
11	id.	N.	27	4	30	25		20	1/2
12	id.	S.	27	3	31	26	1/2	21	
13	Nuageux. . . .	S.	27	4	22	24		21	
14	id	N	27	4	24	24		20	
15	Couvert . . .	N.	27	6	18	22		19	3/4
16	id.	S.-E.	27	5	17	25		20	1/2
17	Clair.	N.-E.	27	5	23	24	1/2	21	
18	id.	N.	27	5	27	25		20	1/2
19	Couvert.	S.	27	5	21	23		21	
20	Pluvieux. . . .	S.-O.	27	4	19	22		20	
21	id	N.-E	27	5	20	24		20	
22	Clair	S.	27	5	18	24		20	
23	Couvert	S.	27	5	5	10	1/2	18	1/2
24	Clair.	N.	27	5	18	23		18	
25	id	N.	27	7	22	22		18	1/2
26	id.	N.	27	8	30	22		19	
27	Nuageux. . . .	S	27	8	26	18		20	
28	id.	S.	27	7	26	24	1/2	20	
29	Couvert	N.-E.	27	7	30	24	1/2	21	
30	Nuageux. . . .	S.	27	8	23	23		21	
31	Pluvieux. . . .	S.	27	5	44	25		21	

Au mois d'août 1852, le soir :

Quantièmes.	État du ciel.	Vent.	Baromètre.		Hygromètre.	Thermomètre extérieur.	Thermomètre intérieur.
1	Clair.	S.	27	8	10	18	20
2	Pluvieux	S.	27	4	20	22	20
3	Couvert.	S.	27	4	0	20	20
4	Clair	S.	27	5	4	20	21
5	id	S.	27	5	24	21	21
6	id.	S.	27	4	13	21	21
7	id.	S.	27	5	13	20	20

Quantièmes.	État du ciel.	Vent.	Baromètre.	Hygromètre.	Thermomètre extérieur.	Thermomètre intérieur.
8	id.	S.	27 7	14	19	20
9	id.	S.	27 5	14	20 1/2	20 1/2
10	id.	S.	27 7	14	18	20 1/4
11	id.	S.	27 7	22	19 1/2	20
12	id.	S.	27 5	28	20	20
13	id.	S.	27 7	8	19	20
14	Nuageux. . . .	S.	27 7	10	18	18 1/2
15	id.	S.-E.	27 7	15	19	19
16	id	S -O.	27 6	10	20	20 1/4
17	id.	N	27 7	21	21	31
18	Clair	N.	27 7	22	20	20 1/4
19	Pluvieux. . . .	S.	27 5	16	20	20
20	Couvert. . . .	S.	27 6	6	18	29
21	Pluvieux. . . .	S.	27 7	10	19	19 1/2
22	Nuageux . . .	S.	27 6	8	18	18 1/2
23	id.	N.-E.	27 6	2	17	18
24	Clair.	N	27 7	12	18	18
25	id.	N.	27 8	18	18	18
26	id.	S.-O	27 10	21	19	19
27	id.	S.	27 11	18	19	19
28	id.	S.-O.	27 9	26	19 1/2	19
29	Nuageux. . . .	S.	27 10	26	22	20 1/2
30	id.	S.	27 9	27	21	20
31	Couvert.	S.	27 9	28	20	20

Au mois de septembre 1852, le matin :

Quantièmes.	État du ciel.	Vent.	Baromètre.	Hygromètre.	Thermomètre extérieur.	Thermomètre intérieur.
1	Clair.	E.	27 5	14	17	21
2	Nuageux. . . .	N.-E.	27 5	0	18	19 1/2
3	Pluvieux. . . .	S.	27 6	0	18	19 3/4
4	Nuageux. . . .	E.	27 6	0	16	19
5	Clair.	N.-E.	27 6	0	16	18 1/4
6	id.	S.	27 6	0	18	18 1/2
7	Couvert	S.	27 5	0	16	18
8	Clair.	E.	27 5	0	17	18
9	Couvert. . . .	S.-E.	27 5	0	17	18
10	Pluvieux. . . .	S -E.	27 7	0	17	18
11	Couvert.	S.-E.	27 7	0	17	18
12	Clair.	N.-E.	27 7	0	14	17 1/2
13	Couvert. . . .	S.	27 8	0	16	17 1/4
14	Nuageux. . . .	S.	27 8	0	17	17 1/2
15	Clair.	N.-E	27 8	0	14 1/2	17 1/2

Mois de septembre 1852, au milieu du jour :

Quantièmes.	État du ciel.	Vent.	Baromètre.	Hygromètre.	Thermomètre extérieur.	Thermomètre intérieur.
1	Clair.	E.	27 3	52	26 1/2	21
2	Pluvieux. . . .	E.	27 4	46	26	20 1/2
3	Nuageux. . . .	S.	27 3	37	22	20
4	Clair.	E.	27 4	44	23	19 1/2
5	id.	N.-E.	27 2	56	23	19
6	Couvert.	S.	27 4	45	27	18 1/2
7	Pluvieux. . . .	S.	27 7	0	17	18 1/2
8	Nuageux. . . .	S.-E.	27 4	44	25	18 1/2
9	id.	S.-E.	27 5	12	23	18
10	Pluvieux. . . .	S.-E.	27 5	10	24	18 /2
11	Nuageux.	S.-E.	27 4	0	19	18

Quantième.	Etat du ciel.	Vent.	Baromètre.	Hygromètre.	Thermomètre extérieur.	Thermomètre intérieur.
12	id.	N.-E.	27 3	14	26	17 1/2
13	Pluvieux. . . .	S.	27 6	0	20	18 3/4
14	Nuageux. . . .	S.	27 4	4	22	18
15	id.	S.-O.	27 5	4	23	18

Mois de septembre 1852, le soir :

1	Clair.	S.	27 8	0	19	19
2	Couvert	S.	27 8	0	17	19
3	Nuageux. . . .	S.	27 7	0	17 1/2	19
4	Clair.	S.	27 8	0	16	18
5	id	N.	27 8	0	16	18 1/2
6	Nuageux. . . .	S.	27 8	0	16 1/2	18
7	Pluvieux. . . .	E.	27 8	0	16	18
8	id.	E.	27 7	0	18	18
9	Nuageux. . . .	S. E.	27 6	0	18	18 1/4
10	Couvert	N.-E.	27 6	0	18	17
11	Nuageux. . . .	E.	27 7	0	15	18
12	id.	S.-O.	27 7	0	18	17 3/4
13	id.	S.	27 9	0	15 1/2	17 3/4
14	id.	O.	27 8	0	16	18
15	id.	S.-O.	27 8	0	16	18

Septembre, avec ses pluies, a amené un abaissement de température, rendu plus sensible par la grande humidité, surtout des soirées et des matinées (1). Il ressort donc des données qui précèdent que le cœur de la saison propice pour prendre les eaux est de la fin de juin à la fin d'août. C'est là un point capital que le baigneur et le médecin ne doivent pas perdre de vue. C'est pour n'avoir pas tenu compte de cette particularité, dont on pouvait bien ne pas se douter, vu la tendance générale à s'exagérer la clémence du climat de l'Italie centrale, que les baigneurs français, pour avoir fait usage des eaux beaucoup trop tôt en 1850, n'en ont pas retiré tous les bénéfices qu'on pouvait attendre. Ce qui a lieu pour la latitude et l'altitude de Viterbe permet d'inférer ce qui doit se passer aux bains de diverses contrées de l'Europe plus septentrionales et plus élevées, où l'affluence des baigneurs fait qu'on ferme ces établissements tardivement, après les avoir ouverts prématurément.

Nous venons de grouper l'ensemble des phénomènes météo-

(1) Nous devons dire toutefois qu'au milieu du mois, il y a eu une série de beaux jours dont la température a été rendue estivale par un sirocco persistant du 14 au 21.

rologiques de la saison chaude à Viterbe ; notons les particularités qui sont propres à quelques-uns. Parmi les vents, deux courants se font surtout remarquer par des caractères opposés, mais très-sensibles, celui du nord et celui du sud : le premier, quand il souffle avec violence, refroidit toujours l'atmosphère par ses rafales qui franchissent préalablement les cimes neigeuses de l'Apennin, ce qui lui a valu le nom de Tramontane, ce courant aérien est pour l'Italie ce que le mistral est au midi de la France.

Le vent du sud prend le nom de sirocco quand il se fait remarquer, moins encore par son impétuosité que par les chaudes bouffées qu'il vomit ; l'air est alors sec et raréfié, l'atmosphère semble brumeuse, les plantes se dessèchent et l'on éprouve un sentiment d'accablement profond, même à l'état de repos ; ces deux intempéries ne se font pas sentir fréquemment à Viterbe, où ordinairement l'air est calme pendant la saison chaude. Alors une garantie de beau fixe, c'est de voir les girouettes, qui étaient au nord le matin, tourner à l'opposé par une légère brise de mer dans l'après-midi, d'où est venu ce dicton :

Volete tempo divino
Di notte trancontana e di giorno marino.

Une autre particularité météorologique très-rare toutefois pendant l'été consiste dans les traînées de brouillards qui, partant de la vallée du haut Tibre, à 12 ou 15 milles de la ville, s'étendent au loin dans le fond de la plaine, se prolongeant jusqu'à Toscanella. Le froid humide des matinées où ce phénomène se produit contraste alors avec la haute température qui succède à la levée du brouillard, qui ordinairement gagne les crêtes vers huit heures, pour s'élever ensuite en gros nuages dans les hautes régions de l'atmosphère. Ajoutons que la ville, par sa situation élevée, n'est presque jamais comprise dans la nappe nébuleuse, qui ressemble le plus souvent à un vaste lien entre Viterbe et Montefiascone.

Le voisinage du Cimino et la nature volcanique du sol rendent aussi sensible, aux tempéraments nerveux surtout, la tension électrique de l'atmosphère quand le temps est orageux. Alors le pic principal prend son capuchon nuageux

(Cappellaccio), et il reçoit les décharges électriques et les on-
dées des nuées épaisses et noires qui l'enveloppent. Les orages
qui fondent sur ses cimes agissent bien sur Viterbe par influence, mais du moins la foudre éclate rarement sur la ville
que dominent, du reste, comme autant d'aiguilles protectrices,
ses hautes tours inhabitées.

Les particularités météorologiques que nous venons de signaler comme inhérentes à la situation de Viterbe ne sont pas
sans compensation. Par son altitude, la ville n'est jamais, le
matin principalement, dans une atmosphère aussi humide que
les plaines et les vallées de sa campagne, et surtout jamais
la température du milieu du jour n'y acquiert autant d'intensité.

Cette différence à l'avantage de Viterbe est plus sensible
encore par rapport à Rome, dont l'inclémence du climat a sa
source dans ses chaleurs excessives et humides, et cela par
suite de sa faible élévation au-dessus du niveau de la mer, et
son exposition au milieu de la vaste surface déboisée de l'Agro
Romano. Par suite, la constitution médicale de Viterbe, bien
que reproduisant les mêmes individualités morbides que celles
de Rome, les a beaucoup moins fréquentes et moins graves.
Les maladies, il va sans dire, varient selon les saisons. L'hiver
amène des affections catarrhales, inflammatoires et rhumatismales ; au printemps, quelques fièvres bénignes, le plus ordinairement quotidiennes ou tierces, commencent à paraître.
Elles augmentent en juillet et en août, revêtant le plus souvent
la forme rémittente avec prédominance des symptômes bilieux
et céphaliques, cédant rapidement toutefois par l'emploi du sulfate de quinine, administré promptement à dose convenable, et
qu'il est souvent opportun de faire précéder d'un laxatif, de préférence à un vomitif dont l'action a, entre autres inconvénients,
celui de produire parfois l'intolérance de l'estomac. En au-
tomne, le nombre des maladies diminue ; mais sous l'influence
du froid humide, les fièvres du type tierce ou quarte sont plus
tenaces et plus promptes à la récidive. Les flux dyssentériques
s'observent rarement et sont peu graves. En somme, moins
d'intensité et de gravité dans les affections est le trait caractéristique qui différencie la physionomie pathologique de Viterbe de celle de Rome. C'est encore en vertu de son climat

plus tempéré, d'une aération plus vive, entretenue par son altitude, ses cultures et le voisinage des montagnes, qu'on trouve de nombreux exemples de longévité à Viterbe, où les octogénaires, les nonagénaires, les centenaires mêmes ne sont pas rares (1).

En visitant quelques-unes des maisons qui offrent un cachet plus prononcé de vétusté, nous mîmes le pied sur le seuil de la demeure d'une bonne femme, filant au fuseau, et qui tout d'abord parut un peu confuse de la grande pauvreté de son intérieur. « Votre maison, lui dis-je aussitôt, est assurément une des plus anciennes de Viterbe. — Ah ! pour ça oui (répondit-elle avec une gaîté de cœur bien philosophique), et dans les vieilles maisons nous vivons vieilles. Ma mère a dépassé 90 ans et je m'approche de cet âge avec d'assez bonnes dispositions, comme vous voyez ! »

De tout temps, cette salubrité relative a été reconnue à Viterbe, et nous la trouvons formulée très-explicitement dans cette lettre d'Imolèse Flaminio qui, vers le milieu du xvie siècle, parlant des dangers du climat de Rome pendant la canicule, vante la douce température de l'ancienne capitale de l'Étrurie au cœur même de l'été :

Nec esse Romæ tutum est, cùm rapidus caniculari æstu sol fuerit, et Viterbi in urbe jucundo fruimur tepore veris æstate in medid, nec ulla certè est salubrior ora.

§ V. — *Des Eaux minérales de la contrée en général.*

En sortant à l'ouest par la porte de Faul, et suivant, dans la direction du ruisseau de ce nom, la route en partie creusée dans des coulées de lave, sur divers points de laquelle une active végétation projette des voûtes touffues, on trouve à moins de trois milles la principale source sulfureuse appelée la Bullicame. Elle jaillit bouillonnante, comme d'un puits artésien, du gouffre central d'un mamelon blanchâtre, entièrement formé de concrétions calcaires qu'elle laisse déposer rapidement. L'eau toutefois, claire et limpide, chaude à n'y pas tremper la main (de 60 à 63 degrés centigrades), sort en telle abondance,

---

(1) M. Orioli nous a cité une femme qui a vécu jusqu'à 107 ans dans la villa de la Palanzana.

mélangée de grosses bulles d'hydrogène sulfuré et d'acide carbonique, qu'elle s'écoulerait à peine par une ouverture carrée de 50 centimètres de côté. C'est la source qui alimentait jadis les thermes romains connus sous le nom d'*Aquæ Cajæ*, que M. Biolchini croit être les mêmes que les *Aquæ Passeris* de la table Peutingérienne, tandis que M. Orioli les appelle *Balneæ Surrinenses*. Aujourd'hui ses eaux ne sont plus utilisées pour les bains de l'établissement thermal, elles vont se distribuer par petits canaux rayonnants, à la circonférence du bassin, dans une foule de fossés où l'on fait rouir le chanvre, et dans deux autres bassins, l'un pour les hommes, l'autre pour les femmes, fréquentés comme bains publics en plein air par une partie de la population nécessiteuse. On pourrait à peu de frais les transformer en bassins de natation couverts, aussi spacieux qu'on le voudrait.

L'abondance de la source, sa température élevée et sa qualité sulfureuse, ne permettent pas de douter qu'un jour on en retire le même parti que les Romains autrefois. Il est à croire même que, dans les siècles à venir, alors que beaucoup d'autres sources thermales seront taries, le Bullicame alimentera longtemps encore l'un des plus beaux établissements de l'Italie.

Les dépôts calcaires près de la source sont si abondants, que les canaux vont rapidement s'exhaussant en forme de petites murailles creusées d'un chenal, et ces pétrifications arrivant bientôt au niveau de la source, on est fréquemment obligé de les désobstruer ou d'ouvrir à l'eau de nouveaux canaux d'écoulement.

On a fait sur le Bullicame une légende tenant du merveilleux : Hercule à son passage dans la contrée l'aurait fait jaillir d'un coup de massue.

D'après Lucrèce, ce gouffre appelé l'Averne aurait offert cette particularité d'asphyxier les oiseaux qui volaient à sa surface, ce qui s'expliquerait par un dégagement autrefois plus prononcé de vapeurs sulfureuses chargées d'acide carbonique. Diverses tentatives ont été inutiles pour sonder les sinueuses profondeurs de ce soupirail volcanique : tout porte à croire, en effet, que ce fut primitivement une bouche ignivome des dernières fumarolles de cette contrée plutonienne.

En descendant du Bullicame pour rejoindre la route des bains actuels, on reconnaît, à la hauteur d'une ancienne borne milliaire de la voie Cassia, les premiers vestiges des anciens thermes. On rencontre d'abord un grand morceau de maçonnerie réticulaire, restes d'aqueducs à deux voies superposées. Le long de ces aqueducs sont des réservoirs. Le premier, qui est le plus grand, est oblong. On y pénètre par une brèche qui a été pratiquée à l'une des parois dont l'intérieur porte des traces linéaires du séjour des eaux à divers niveaux. Ces parois sont entièrement tapissées de concrétions calcaires stalactiformes, plus saillantes au pourtour des ouvertures circulaires de la voûte, l'une au centre, l'autre à l'extrémité est, par lesquelles l'aqueduc supérieur déversait ses eaux.

Les ronces, les lierres, les roseaux, masquent en partie ces sortes de cavernes qui ont été enfumées par ceux qui s'y sont réfugiés en diverses circonstances. Plus bas, tout à fait dans la vallée del Cajo, on reconnaît les ruines d'un compartiment des thermes à voûte sphérique, où se prenaient les bains de vapeur et d'étuve. A plus de 300 mètres de là, sont d'autres ruines à peu près semblables aux précédentes. C'est entre ces deux jalons que se trouve l'établissement actuel, au milieu de l'emplacement des thermes dont la charrue et la bêche ont retourné le sol.

Quelle fut la disposition de ces thermes? C'est ce qu'il est impossible de dire, d'après les quelques vestiges qu'il en reste et par le manque absolu de documents. A défaut, nous donnerons, comme appendice à cette notice, un résumé de ce que nous avons pu recueillir sur les thermes de Rome; le lecteur pourra inférer de ce que nous possédons sur ces établissements remarquables ce que devaient être les établissements analogues que les Romains firent surgir partout où ils portèrent leur domination.

Longtemps après la destruction des ouvrages des Aquæ Cajæ, il n'y eut à Viterbe que de simples bassins en plein air, creusés près des diverses sources qui jaillissaient dans un rayon d'une lieue autour du Bullicame. On en comptait ainsi à la fin du seizième siècle une vingtaine, diversement décorés des noms de bains du roi Pépin, bain de la Reine, du Naviso, du Prato, de Sérapide, du nom du temple de Sérapis qui s'y trouvait, et dont les ruines sont encore appelées Palazze, le bain neuf, les Bussete, ser Paolo, les *Due acque di fiori*, le bain des juifs, le Paganello, dont l'eau tachait la terre couleur de sang (Ocracée), le Stoppione, l'Asinello, le bain de Saint-Hippolyte, l'*Acqua sopra le fornaci*, le bain de la *Madonna*, le bain *del Cajo*, l'*Acqua rossa*, la piscine des chevaux. D'après l'historien Bussi, il y avait encore la piscine des femmes publiques (le bassin des peccatrici au Bullicame) (1). C'est ce qui ressort du passage ci-après des *Libri delle riforme nel publico archivio all'an* 1469, 11 *maggio* : « Item aliud bandimentum, che nissuna meretrice ardisca, né presuma da hora nanze bagnarse in alcum bagno dove sieno consuete bagnarse le citadine et donne Viterbese, ma si vogliono bagnarse vadino dicte meretrice nel bagno del Bullicame sotto pena d'un ducato d'oro et de quattro tracte de corde. » (V. Orioli Archeologiche ricerche.)

Il y eut donc anciennement une tolérance officielle qui n'existe plus dans les États-Romains et qui est à regretter. Elle permettrait, en effet, une surveillance efficace de l'état sanitaire d'une classe qui infiltre aujourd'hui, sans contrôle, à travers les populations, ce poison qu'on a tour à tour appelé, bien à tort, américain, napolitain, français, hongrois, polonais, etc., car il est aussi vieux que le monde. Il faudrait, pour en douter, ignorer ce qui est écrit sur ce point dans le Lévitique, et ce qu'en ont dit Hippocrate, Lucien, Horace, Juvénal, Martial , Celse, Galien, Aetius, Aretee, Ali Abbas, Avicenne, Avenzoar, Albucasis, Hensler, Guillaume de Salicet, Lanfranc et tant d'autres écrivains de toutes les époques.

L'intérêt de la santé publique, autant que de la morale, réclamerait, comme dans les pays limitrophes, l'adoption de la mesure d'hygiène prophylactique, instituée en 1447, par la reine de Sicile, Isabelle Ire, comtesse de Provence. Les répugnances à vaincre sur ce point sont moindres que les bénéfices à obtenir; entre deux maux, on doit choisir le moindre.

La multiplicité des sources que nous avons énumérées dénoterait-elle l'existence d'une grande nappe souterraine qui les alimenterait toutes? Nous ne le pensons pas, car des objec-

(1) Dante a dit lui-même, dans son quatorzième chant de l'enfer :

Quale del Bullicame esce 'l ruscello
Che parton poi tra lor le peccatricci.....

tions à cette manière de voir se tirent des considérations suivantes : 1° leur différence de niveau est très-notable ; 2° leur température diffère beaucoup aussi ; 3° enfin surtout, leurs qualités physiques et chimiques sont très-différentes. A côté des sources sulfureuses sont des sources ferrugineuses, près de celles-ci, des eaux magnésiennes, et non loin de là, des eaux acidules. Enfin, si la plupart sont chaudes, il en est aussi qui sont froides. Il est donc à croire que ces diverses sources de qualité et de température différentes, disséminées à des niveaux variables dans la vallée de Viterbe, sont autant de cours d'eau particuliers, prenant les qualités qui les distinguent en filtrant par les fissures des couches qu'elles traversent. Une particularité remarquable, c'est que leur température s'élève quand il tombe de grandes pluies d'orage, sans que pour cela elles augmentent de quantité. Ce fait est une preuve péremptoire que les eaux thermales n'empruntent pas toute leur température à la chaleur centrale du globe, mais qu'elle est aussi le résultat des décompositions et combinaisons électro-chimiques qui s'opèrent dans les couches de la croûte terrestre.

Le plus grand nombre de ces sources ont été délaissées, et leurs eaux vont se perdre à peu de distance des points où on les voit sourdre.

Les deux principales sources qui alimentent aujourd'hui l'établissement thermal, au bord du ruisseau de Faul, sont la source sulfureuse de la *Cruciata* et la source ferrugineuse de la grotte.

La source de la *Cruciata* (*Balneum in Burgus* ou *Dominarum*), déjà plus particulièrement en vogue, fut plus convenablement disposée par ordre de Nicolas V, qui y recouvra la santé. On l'appela depuis le bain du Pape, où Paul et Marcel II vinrent à leur tour prendre les eaux. Cette première construction fut successivement agrandie à diverses époques, puis complétement restaurée en 1846, de façon à pouvoir y prendre les eaux tant ferrugineuses que sulfureuses. Aujourd'hui, il y a 32 baignoires en marbre pour bains et douches, et récemment on a construit une piscine, sorte de bassin de natation. Des salons d'attente, des cabinets de repos, un restaurant-café, et quelques appartements pour les baigneurs qui préfèrent exceptionnellement demeurer dans l'établissement, se trouvent aux étages supérieurs. De grandes améliorations sont en projet, les premiers travaux doivent être consacrés à des bains de vapeur sur la source même de la *Cruciata.*

§ VI. — *Des qualités physiques et chimiques des eaux employées.*

Il n'est pas sans intérêt de rechercher quelle était l'opinion des anciens auteurs sur les qualités chimiques surtout des eaux minérales de la contrée. Ces eaux avaient été signalées dans une foule d'anciens traités, notamment dans le grand ouvrage anonyme : *De Balneis omnia quæ extant apud Græcos, Latinos et Arabas... (Volumen) in quo aquarum et thermarum omnium,* etc. *Venetiis,* MDLIII.

Aux données consignées dans cette œuvre collective, Baccius ajouta celles que lui fournit Castore Durante, mais le document le plus ancien que nous ayons trouvé spécialement consacré aux eaux de Viterbe est le Traité des douze bains, écrit en 1575, par J. Durante, médecin du collége romain. Dans cet opuscule précieux de vétusté, l'auteur passe en revue les douze sources que l'on fréquentait encore de son temps. Commençant par la plus célèbre, dit-il, celle de la grotte (eau martiale ou ferrugineuse), il en résume ainsi les qualités : « Les substances minérales qu'elle contient sont le fer, le nitre, le cuivre, avec quelques parcelles d'or et un peu de soufre, comme on peut s'en apercevoir au goût en la buvant ; elle est chaude au 2e degré » (1).

Le bain de la *Cruciata,* eau hépatique ou sulfureuse, vient ensuite. « Ses substances minérales, dit le docteur Durante, sont l'alun, le fer, le soufre ; elle est chaude au 3e degré et chargée de substances calcaires. »

Après Durante, Crivellati publia, en 1706, une autre brochure sur les eaux de Viterbe. D'après lui, le Bullicame, la principale source sulfureuse, contiendrait du fer, de l'alun, de l'argent et du soufre, et il place, dans cette dernière substance,

---

(1) Les anciens avaient des degrés assez vagues pour évaluer la température des eaux.

Les eaux tièdes étaient dites de premier degré, les eaux très-chaudes étaient de quatrième degré. Les deuxième et troisième degrés étaient la moyenne des deux précédents.

la cause intime de la chaleur de ses eaux, qu'il classe au 4e degré. Comme César Crivellati, Dominique Martelli, en 1777, n'a guère fait qu'une autre édition de l'ouvrage de Durante.

En 1780, le docteur Lorenzo de Alexandris fit une dissertation sur le même sujet, dans laquelle les investigations chimiques commencent à prendre des tendances un peu plus positives, dans un langage qui n'est pas encore, toutefois, celui de Lavoisier : « Que cette eau (l'eau de la grotte Martiale) contienne des substances métalliques et minérales fixes, dit l'auteur, comme l'or, l'argent, le cuivre, le fer, le nitre, le soufre, etc., ce sont autant de fables (fole).

« Elle blanchit le linge, cuit l'herbe et les légumes et dissout le savon; essayée à l'hydromètre, elle est aussi légère que l'eau de pluie. Elle contient de l'air fixe et de l'esprit éthéré élastique et minéral. La teinture de couleur pourpre violette produite par l'infusion de poudre de galle dans cette eau, le tartre rougeâtre formé sur les bords de la fontaine, conduisent à constater la présence d'un sel de vitriol subtil de nature martiale.

« Les lames de tartre blanc dans les incrustations, la couleur lactescente de l'eau et le dépôt de même couleur par l'infusion de l'alcali volatil, la couleur verte que prend le sirop de violette dans la même infusion et dans le sédiment traité par l'évaporation et dissous dans l'eau de pluie, la grande effervescence que font le même sédiment et la même eau avec les esprits acides de sel, de soufre, de nitre, de vitriol, etc., le sédiment lactescent produit par l'infusion d'huile de tartre, sont autant d'indices de la présence, dans cette eau, de sels alcalins fixes et de terre alcaline.

« Par l'évaporation, on obtient ces substances terreuses et fixes, et le résidu recueilli correspond à vingt grains par livre d'eau de la grotte, tandis que l'eau de la *Cruciata* (sulfureuse) est moins chargée, car le sédiment qu'elle fournit par l'évaporation correspond à environ huit grains par livre d'eau ».

En 1846, dans un prospectus annonçant l'ouverture de l'établissement restauré, le docteur Mencarini donne les quelques mots qui suivent sur les eaux de la *Cruciata* et de la grotte : « La première, dit-il, outre le gaz sulfureux dont elle est chargée, mais qu'elle perd rapidement au contact de l'air, outre une certaine quantité d'acide carbonique libre et de gaz sulfhydrique, contient des sulfates et des muriates de soude et de magnésie, qui lui valent une vertu purgative, et en outre du carbonate de chaux qui, précipitant très-facilement, forme de dures concrétions tartareuses.

« La seconde (Martiale), outre qu'elle contient du gaz acide carbonique libre et un peu de gaz oxygène, tient en dissolution des carbonates de fer et de chaux qu'au repos et au contact de l'air elle précipite facilement en un tartre blanc et ocracé : elle contient encore des carbonates et des muriates de soude (qui la rendent très-efficace contre les affections calculeuses), enfin, une certaine quantité de sulfate de magnésie.

« La température de la première source est de 48 degrés Réaumur, celle de la seconde est de 35.

« Le poids spécifique de l'eau, à l'aréomètre de Baumé, est de plus 11° à la première source, de 0° refroidie.

« Il est de plus 5° à la deuxième source, et de moins 2° pour la même eau refroidie; celle-ci est un peu plus dense, celle-là est de même densité que l'eau distillée. Une analyse plus exacte, tant quantitative que qualitative, sera donnée ultérieurement. »

Cette promesse ne s'étant pas réalisée, voici, d'après les recherches de MM. Gillet, Dusseuil, Monssel, et celles de M. Poggiale, pharmaciens militaires, les données qualitatives et quantitatives fournies par l'analyse chimique des principales sources:

EAU SULFUREUSE DE BULLICAME.

(Résultat de l'évaporation de deux litres d'eau : 4 grammes 850 milligrammes.)

Carbonate de chaux.	0,946
— de fer.	0,321
— de magnésie.	0,268
Sulfate de fer.	0,855
— de magnésie.	0,513
Chlorure de sodium.	0,040
Sulfate de chaux	1,160
— de soude.	0,447
— d'alumine et de potasse.	0,100
Silice.	0,070
Iode.	traces.
Perte.	0,130
	4,850

Cette source laisse échapper de ses bouillonnements une grande quantité d'acide carbonique et d'acide sulfhydrique.

EAU FERRUGINEUSE (DE LA GROTTE).

(Pour deux litres.)

Acide carbonique libre ou provenant de bicarbonates.	0,248
— sulfhydrique.	0,004
— arsénique.	traces.
Carbonate de chaux.	0,778
— de magnésie.	0,008
Sulfate de chaux.	1,178
— de magnésie.	0,302
Chlorure de calcium.	0,019
— de magnésium.	0,008
Iodure de sodium.	0,010
Bromure de sodium.	traces.
Alumine.	0,018
Acide silicique.	0,089
Carbonate de fer.	0,073
Matières organiques.	0,021

EAU SULFUREUSE (DE LA CRUCIATA).

(Pour deux litres.)

Acide sulfhydrique.	0,0097
— carbonique.	0,4520
Carbonate de chaux.	0,7320
— de magnésie	0,0140
Sulfate de chaux.	1,2440
— de magnésie.	0,1470
Chlorure de calcium.	0,0290
— de magnésium.	0,0070
Iodure de sodium.	0,0130
Bromure de sodium.	traces.
Alumine.	0,0150
Acide silicique.	traces.
Carbonate de fer.	0,0290
Fluorure de calcium.	traces.
Matières organiques.	0,0190

On voit, par les analyses qui précèdent, que, par leur composition chimique, les deux dernières sources ont de très-grandes analogies. Mais ces analogies font place à de très-grandes différences par l'examen de leurs qualités physiques ci-après résumées. L'une et l'autre sont incolores, très-limpides, mais, laissées au repos, il se forme à la surface de l'eau sulfureuse

3.

une pellicule d'un blanc jaunâtre, tandis qu'à la surface de l'eau ferrugineuse, il se forme une pellicule irisée. L'eau ferrugineuse est un peu plus dense que l'eau sulfureuse, celle-ci semble plus douce au toucher. Comme nous l'avons vu, leur température n'est pas la même ; celle de la source sulfureuse est de près d'un tiers plus élevée. En agitant l'eau ferrugineuse, elle laisse échapper un peu de gaz acide carbonique et rougit légèrement le papier tournesol. Leur différence essentielle surtout est que l'eau martiale est d'une saveur très-légèrement styptique, métallique, ferrée, inodore, tandis que l'autre a une odeur et une saveur sulfureuses très-prononcées, semblables à celles des œufs pourris, et qu'elle doit au gaz acide sulfhydrique qu'elle laisse échapper très-rapidement. Elle conserve plus longtemps sa saveur sulfureuse. Refroidie, à quelque température qu'on la porte ensuite, elle ne recouvre plus son odeur caractéristique. Enfin, les deux sources laissent déposer des incrustations aux parois de leurs bassins, et celles que forme l'eau sulfureuse restent blanchâtres, tandis que celles de l'eau martiale sont à la surface d'une couleur rougeâtre ocreuse, dénotant la présence du péroxyde de fer hydraté. Ce phénomène, d'après les dernières découvertes de M. Pelouze, s'expliquerait par la décomposition d'une ferrite de chaux, par l'acide carbonique de l'air qui, s'emparant de la chaux, mettrait l'oxyde de fer en liberté. En somme, pas d'odeur, température moins élevée, dépôts calcaires ocracés, sont les principaux traits de l'eau martiale, tandis que l'odeur fortement sulfureuse, une température plus élevée et d'abondantes concrétions calcaires, parfois jaunies à leur surface par le soufre natif résultant de la décomposition du gaz acide sulfhydrique, sont les caractères distinctifs de l'eau hépatique.

A la suite des eaux thermales que nous venons d'étudier, nous devons signaler, comme une des plus remarquables du territoire de Viterbe, une autre source froide (11° R.) minérale acidule appelée de là *Acqua acidula* ou *acetosa*. Elle est limpide, pétillante comme de l'eau de Seltz, car elle est très-chargée de gaz acide carbonique, elle est très-ferrugineuse : aussi, son lit rouge ocracé a reçu le nom de *Val dell' acqua rossa*. Elle jaillit abondante et vive à une lieue et demie au nord de la ville, non loin des ruines de Ferentum, dans une anfractuosité très-pittoresque que les eaux ont creusée à travers des couches de terrains volcaniques calcaires et coquillers.

Voici l'analyse qu'en a donnée le docteur Carozi (par livre d'eau) (1) :

```
Gaz acide carbonique, cent. cub. . . . . . . . . . .  20,56
Air atmosphérique. . . . . . . . . . . . . . . . . .  15,24
Carbonate de chaux. . . . . . . . . . . . . . gr.  0,175
    —       de magnésie. . . . . . . . . . . . . .   0,050
    —       de fer.. . . . . . . . . . . . . . . . .  1,525
Sulfate de soude.. . . . . . . . . . . . . . . . . .  0,512
    —     de chaux.. . . . . . . . . . . . . . . . .  0,200
    —     de magnésie. . . . . . . . . . . . . . . .  0.588
Hydrochlorate de soude. . . . . . . . . . . . . . .  0,400
    —          de chaux. . . . . . . . . . . . . . .  0,700
    —          de magnésie. . . . . . . . . . . . .  1,099
Silice.. . . . . . . . . . . . . . . . . . . . . . .  0.150
```

§ VII. — *Des effets physiologiques immédiats des eaux.*

Les eaux dont nous venons de parler peuvent se prendre en boisson, en bains, en douches ; nous allons examiner leurs effets, en résumant ce que nous avons observé par nous-même.

1º En boisson.—Un fait qui surprend tout d'abord, quand on prend quelques verres d'eau ferrugineuse ou d'eau sulfureuse, c'est que la même eau qu'on trouve très-chaude, tâtée à la main, ne paraît que tiède quand on la boit. Telle est la sensation que nous avons toujours éprouvée en la buvant puisée à la source même, tandis que l'eau commune chauffée à 12 ou 15 degrés au-dessous brûlerait encore. Cette particularité est évidemment le résultat des phénomènes chimiques qui s'opèrent entre les fluides de la cavité buccale et les eaux thermales.

Un autre fait, c'est que l'une et l'autre de ces eaux peuvent être bues en quantité considérable sans fatigue, pourvu qu'on mette quelque intervalle dans les verrées qu'on boit, et surtout qu'on ait la précaution d'avaler lentement et méthodiquement pour éviter ces contractions spasmodiques de l'œsophage et du cardia, qui occasionnent une vive douleur au creux de l'épigastre ; alors, il n'est pas rare non plus d'avoir quelques éructations nauséeuses.

____

(1) Voyez *Idrologia minerale P. Gamberini.*

Le plus généralement prises à la dose d'un litre, ces eaux passent rapidement en augmentant surtout la sécrétion urinaire. Au delà d'un litre, l'une et l'autre ont des propriétés diurétiques, diaphorétiques, laxatives plus prononcées, bien que cette dernière n'arrive pas toutefois jusqu'à la superpurgation. Nous en dirons autant d'une autre eau dite magnésienne, qui vient sourdre en dehors de l'établissement au fond même du ravin de Faul, à peine tiède, limpide, sans saveur notable et dont les effets nous ont paru identiques.

Ces eaux sont apéritives, l'eau ferrugineuse surtout ne tarde pas à réveiller l'appétit d'une manière sensible. Cet effet est très-marqué chez les personnes qui, déjà débilitées par les chaleurs de l'été à Rome, viennent tardivement prendre les eaux.

Les convalescents débilités par la fièvre notamment, dont le sang est appauvri, se trouvent fort bien de l'usage à dose modérée, pure ou mêlée au vin, de l'eau ferrugineuse, acidule, dite *acqua rossa* : nous en faisons un emploi fréquent et fructueux dans nos salles de l'hôpital (1). Cette *acqua rossa*, qui l'emporte de beaucoup sur celle de Rome, mais qu'on a le tort de ne pas renfermer dans des bouteilles hermétiquement fermées, devient, pendant la belle saison, d'un usage général au repas. Cet usage, qui convient au plus grand nombre, n'est pas sans inconvénient, s'il est poussé trop loin chez les individus forts et pléthoriques, ils arrivent alors à la fatigue d'estomac et à des céphalalgies pouvant entraîner des accidents plus graves, mais ce n'est là que l'exception.

Un effet propre à l'eau sulfureuse, c'est de donner son odeur caractéristique aux exhalations pulmonaires et cutanées des personnes surtout qui en font usage en boisson. Il suffit alors de séjourner quelques heures en chambre close pour donner à l'air de l'appartement une odeur identique à celle que l'on trouve à une chambre close où l'on emploie les frictions antipsoriques ;

2° En bains. — La température des deux sources étant au-dessous de celle des bains ordinaires, chaque baignoire est munie de deux robinets dont l'un donne l'eau, venant directement de la source et l'autre d'un bassin où elle s'est préalablement refroi-

---

(1) Aussi dirons-nous qu'à ce titre et pour son climat, Viterbe offrirait de bonnes conditions pour l'établissement d'un dépôt de convalescents militaires.

die ; chaque baigneur peut alors régler à sa fantaisie la température de son bain. Pour notre part, en entrant dans la baignoire à 27°, nous n'avons pas tardé d'être désireux d'en élever un peu la température. Entre 28 et 29°, la chaleur a commencé à être presque incommode, et à 31° le bain était réellement trop chaud.

Selon la règle habituelle, l'immersion dans ces eaux provoque une sécrétion urinaire plus fréquente qu'abondante. L'émission est quelquefois excessivement répétée, et l'on pourrait dire presque incessante chez certaines personnes à tempérament nerveux, chez lesquelles l'effet sympathique par l'impression de l'eau joue un rôle très-manifeste dans la production de ce phénomène physiologique.

Ce phénomène semble moins prononcé chez d'autres personnes qui, par une sorte de compensation, ont une abondante transpiration de tête au point d'avoir les cheveux complétement mouillés et le visage ruisselant, et cela même dans un bain tiède.

Le plus souvent cependant, en dehors de ces cas idiosyncrasiques, on peut affirmer au baigneur, qui a la face vultueuse et couverte de sueur, qu'il prend un bain trop chaud. Alors la rougeur de la peau du visage et une transpiration générale se continuent un certain temps après le bain d'une façon incommode, et des lipothymies, des syncopes, peuvent s'ensuivre. Le contraire a lieu, si l'on a soin de prendre le bain à température convenable.

De même que les effets immédiats, les effets ultérieurs du bain diffèrent selon qu'on l'a pris trop chaud ou non. Dans le premier cas, on éprouvera tout le long du jour une lassitude générale, une céphalalgie variable et une transpiration abondante ; les digestions seront moins bonnes et le sommeil moins réparateur. Un bain tiède, au contraire, est un excellent sédatif et favorise le jeu régulier de toutes les fonctions ;

3° En douches. — Les mêmes inconvénients peuvent se produire pour les douches, si on les prend à température trop élevée, si, comme nous l'avons essayé, on se douche toute la surface du corps longtemps et à jet trop fort. Outre, en effet, ce qu'a de fatigant, de douloureux même, le choc direct et brûlant sur les points les plus sensibles du corps, bientôt la peau rougit, le pouls s'accélère, on ressent une sensation de chaleur générale prononcée, que ne calme pas l'impression de l'air à la sortie de la douche. A peine est-on essuyé, qu'on ruisselle de sueur, la face reste vultueuse un certain temps avec céphalalgie variable tenant de la somnolence, et on éprouve, le reste de la journée, outre d'abondantes transpirations, comme un sentiment de brisement, de courbatures générales. Plus encore que le bain, la douche générale donne à la peau une telle impressionnabilité, qu'on trouve saisissant le moindre courant d'air, même pendant les chaleurs de juillet et d'août : de là l'impérieuse nécessité, en sortant, de prendre un peu de calme dans une salle d'attente ou mieux sur un lit de repos, de s'envelopper de vêtements bien étoffés et de rester convenablement vêtu, surtout quand vient la fraîcheur du soir.

4° Dans la piscine.—La piscine est un petit bassin de natation pouvant contenir de quinze à vingt baigneurs dont les affections, telles que les douleurs, permettent la baignade en commun. La pièce étant voûtée, il s'ensuit que la chaleur et les vapeurs de l'eau, dont la température reste très-élevée, s'y concentrent au point de la transformer en étuve, et les chaudes vapeurs que l'on respire font éprouver une sensation de chaleur et de gêne de la respiration accompagnées de sueur au visage et d'une transpiration excessive de toute la surface du corps en sortant de l'eau. Pour modérer ces phénomènes, nous avons voulu expérimenter par nous-même cette pratique qui fait le trait distinctif du bain russe, l'emploi des affusions froides après le bain de vapeur, et dont le docteur Lambert fait ainsi l'appréciation : « Les arrosements froids, c'est-à-dire avec de l'eau à 8 ou 10° R., se pratiquent par tout le corps immédiatement avant de quitter l'étuve. Cette pratique, la plus importante des bains russes, a pour but de rafraîchir le corps du baigneur, de diminuer la sensation incommode de la chaleur, de modérer la transpiration en resserrant momentanément les pores de la peau à laquelle ils donnent plus de tonicité, de réveiller l'énergie des systèmes musculaire et nerveux et sympathiquement de tous les organes ; de prévenir enfin la débilité, l'affaiblissement, suite inévitable de tous les autres bains de vapeur, et de provoquer une réaction salutaire. Lorsque le baigneur a élevé la température de son étuve de 40 à 45° R., par exemple, et qu'il y est resté quelque temps, cette transition subite du chaud au froid, loin d'être pénible, fait éprouver une sensation agréable que recherchent toujours avec empressement ceux qui ont déjà pris quelques bains. Immédiatement après cet arrosement, il semble qu'on reprend une nouvelle existence ; à la chaleur brûlante de la peau qui commençait à fatiguer succède une agréable sensation de fraîcheur, les battements du cœur, les pulsations du pouls deviennent plus calmes, plus réguliers ; la tête est libre, la respiration facile, les pieds sont plus agiles, les muscles relâchés par la vapeur ont recouvré et augmenté leur vigueur primitive ; en un mot, on ressent dans tout son être un surcroît de vitalité et de force jusqu'alors inconnu » (1).

A la suite du bain de vapeur que l'on prend avant, pendant et après l'immersion dans la piscine dont nous avons parlé, nous avons donc fait des ablutions rapides avec de l'eau à température ordinaire, en commençant par le visage, le cou, la poitrine et successivement sur toute la surface du corps. La soustraction instantanée de l'excès de calorique nous a valu une sensation marquée de bien-être général ; il nous semblait respirer dans une atmosphère refroidie, et nous avons pu nous essuyer et nous habiller sans être inondé comme auparavant par une diaphorèse immodérée, une légère moiteur toutefois dénotait que la transpiration n'était pas supprimée. Si les effets immédiats des ablutions nous ont été agréables, les effets ultérieurs nous ont paru nuisibles. Après quelques jours de cette pratique, nous avons éprouvé une faiblesse générale, une sorte d'épuisement, qu'a augmenté encore un flux dyssentérique passager. Les grandes chaleurs, des occupations multipliées et, par suite, l'impossibi'ité de nous conformer de tout point aux précautions hygiéniques que nous aurions voulu suivre, ne sont pas étrangères à ce résultat, mais son point de départ a été bien évidemment dans notre imitation des bains russes. Toutefois, nous ne conclurons pas pour cela au rejet d'un usage qui, après avoir été en vogue chez les Romains, s'est naturalisé chez les peuples du nord ; mais nous ne nous sommes pas cru autorisé à le conseiller à nos baigneurs, et pour

(1) *Traité sur l'Hygiène et la médecine des bains russes.*

empêcher que le séjour dans la piscine ne leur fût incommode, l'eau était ramenée à 29° centigrades, et l'on donnait de l'air par les fenêtres, en agissant de tout point, du reste, comme pour le bain ordinaire :

Les effets des bains sont influencés aussi par le régime et les habitudes. L'alimentation doit être modérée et de facile digestion. On doit s'abstenir de manger des fruits, des crudités qui se digèrent mal quand on est à l'usage des eaux. Il faut user modérément de vin et de café quand l'état du baigneur n'en exige pas l'abstention. La continence, le repos de corps et d'esprit sont des prescriptions obligatoires.

Les travaux de cabinet doivent être suspendus à peine d'en éprouver une fatigue générale, des digestions pénibles, des céphalalgies souvent accompagnées de bourdonnements d'oreilles et d'insomnie. Le repos est de rigueur pour les personnes qui prennent les bains ou douches; les buveurs d'eau sont tenus à un peu plus d'exercice. Le traitement par les eaux ainsi exécuté étant simple et naturel, il n'est pas nécessaire, il est même dangereux de recourir à ces médications préliminaires qu'on croyait obligatoires autrefois, et consistant en purgations et saignées générales, plaçant trop souvent ceux qui s'y soumettent encore dans des conditions défavorables pour prendre les eaux dont l'action en douches et bains répétés est débilitante par elle-même; la matinée est la partie de la journée la plus convenable pour faire usage des eaux; en thèse générale, on ne doit prendre qu'un bain par jour et on doit le différer toutes les fois qu'une intempérie ou l'état du malade l'exige. La durée du traitement varie selon les individus et les affections : une moyenne de trente bains suffit le plus souvent; d'autres fois, il faut les prolonger plus longtemps, mais on ne doit pas oublier que l'effet des eaux, lorsque l'amélioration est dessinée sous leur influence, se continue ultérieurement.

§ VIII.

Quant à leurs effets intimes et curatifs, nous ne dirons pas avec Durante que les propriétés des eaux sont de réchauffer par le soufre, de rafraîchir par le fer, d'assouplir par le bitume, de restreindre par l'alun, d'humecter par le nitre, de dessécher par le cuivre, et de réjouir par l'or en chassant la mélancolie (*sic*); et nous laisserons croire au docteur Lorenzo que l'esprit minéral a la faculté de s'insinuer par le moyen de la circulation dans les vaisseaux les plus fins et les plus éloignés; et circulant avec les humeurs, liquéfie, dissout les particules condensées, corrige les crudités, résout et atténue toutes les viciations du sang, et empêche toute maladie.....

Nous ne suivrons pas plus loin dans son optimisme humoral et ses intuitions ce fervent disciple de Galien; on n'explique rien en voulant tout expliquer *à priori*. De même qu'on ne spécifie rien en disant que les eaux conviennent à toutes les affections de l'espèce humaine. Ainsi, dans son enthousiasme pour la vertu des eaux minérales, Durante les considère comme un remède sacré et naturel auquel on doit avoir recours dans toutes les infirmités.....

Puis, parlant de l'eau de la grotte (Martiale) : « en la buvant pendant quinze jours, dit-il, elle peut être d'une grande utilité pour les affections du foie et les fluxions catarrhales. Elle empêche la cataracte et toutes les inflammations des yeux; elle corrobore l'estomac et. guérit le charbon, résout les humeurs qui procèdent des crudités de l'estomac, les obstructions des viscères; guérit admirablement l'hydropisie, les maladies de matrice, les aménorrhés, les écoulements et les calculs; resserre les tumeurs herniaires, les déplacements de matrice, et dispose à la génération ; guérit les douleurs, les convulsions des nerfs, les paralysies, les affections vermineuses, la rétention d'urine, l'impuissance vénérienne et l'incontinence d'urine, les affections pulmonaires, les asthmes, les bronchites chroniques, et prévient la goutte; guérit la gale, unit et modifie la peau et dissipe les flatuosités.

« L'eau sulfureuse, continue Durante, guérit les catarrhes, l'affaiblissement de la vue, la cataracte, la fistule lacrymale, les plaies, les métrorrhagies, les furoncles, les plaies de la vulve, de l'anus et de la verge; et pour cela, continue le même auteur, j'ai fait prendre ces eaux avec de bons résultats à des personnes atteintes du mal vénérien, lequel doit être tel cependant qu'il ait fait trève, et que pour cela on ait fait avant purgation convenable. La même eau fortifie les membres fracturés, guérit la gale et toutes les affections de la peau, les plaies anciennes des jambes, les charbons, les fourmillements (formiche) et les ulcères, fait cesser le vomissement de sang et est très-utile dans la goutte. Cette eau convient encore aux paralysies et aux douleurs articulaires, quand même elles proviennent du mal vénérien, et malgré, remarque l'auteur, qu'on pense que les bains sont contraires à une pareille maladie; guérit les blessures et les contusions, et chasse les humeurs des membres, etc., etc. »

Pour Crivellati comme pour Martelli, les eaux de Viterbe restent une panacée universelle, et à près d'un siècle de distance, la science semble n'avoir pas fait un pas.

Nous croyons pour notre part qu'il y a un long et minutieux inventaire à faire pour arriver à apprécier le degré d'efficacité des eaux minérales, et à préciser, outre les cas où elles sont utiles, ceux où elles sont inefficaces ou nuisibles.

C'est seulement en suivant cette voie rationnelle qu'on évitera les mécomptes de l'empirisme, et qu'on donnera à la médication thermale des règles précises, c'est-à-dire ses indications et ses contre-indications. Un travail d'ensemble sur ce point important de la thérapeutique ne peut être que le résultat de l'observation sur les effets des eaux dans chaque établissement en particulier; nous allons donc analyser les cas pour lesquels nous avons employé celles de Viterbe et indiquer les résultats obtenus.

§ IX. — *Observations cliniques des malades chez lesquels les traitements ordinaires avaient échoué et qui ont pris les eaux* (1).

Iʳᵉ CATÉGORIE. — Névroses et douleurs névralgiques,

Nous n'avions pas beaucoup compté d'abord sur l'emploi des eaux contre les affections du système nerveux, mais les résultats obtenus nous ont démontré leur efficacité incontestable dans les névralgies fémoropoplitées ou sciatiques, plantaires, ilioscrotales, sous-orbitaires, hémicraniennes, etc. De même aussi, dans les cas idiopathiques et spontanés de dimi-

_____

(1) Nos baigneurs ont pris les eaux, en moyenne, deux jours sur trois, en bains ou en douches.

En boisson, eau ferrugineuse pour la plupart, eau sulfureuse pour les dartreux.

nution ou abolition de la motilité et de la sensibilité, comme les anesthésies, les paralysies locales et générales, les paraplégies, les hémiplégies. Mais ces dernières, quand elles dépendent de l'apoplexie, ne doivent être traitées par les douches qu'à une époque éloignée des accidents qui les ont déterminées, encore ne doit-on en user qu'avec une grande circonspection, pour éviter la reproduction des congestions cérébrales.

Observation première.

D., du 38ᵉ de ligne, sciatique ancienne et rebelle à divers traitements. Douleurs femoropoplitées et plantaires, plus marquées par les changements de temps.

Bains et douches mixtes en juillet et août 1851. Guérison.

Observation deuxième.

G., du 14ᵉ d'artillerie. Douleurs sciatiques du côté gauche, suite de lumbago ; un an d'invasion.

Bains sulfureux en juillet et la première quinzaine d'août 1852. Guérison.

Observation troisième.

Paraplégie. Douches et bains sulfureux pendant toute la saison. Guérison.

B., chasseur à pied du 2ᵉ bataillon, à la suite de méningite cérébrospinale en mars 1851, a été atteint d'abord de douleur à l'épaule droite. Peu après les douleurs ont gagné les extrémités inférieures, avec gêne des mouvements, et diminution de la calorification et de la sensibilité, qui ont augmenté progressivement, jusqu'à rendre impossibles la marche et même la station. Paresse du rectum, constipation, émission lente par inertie de la vessie qui ne fonctionne qu'à l'aide d'une forte contraction des muscles des parois abdominales. Cet état de chose durait depuis plus d'un an, quand le malade est arrivé à Viterbe à la fin de juin 1852, pouvant à peine faire quelques pas appuyé sur des béquilles, et soutenu par un infirmier spécialement préposé pour l'assister ; amaigrissement des extrémités inférieures, un peu plus marqué du côté droit. Soumis à l'usage alterné de la piscine et des douches sulfureuses en juillet, l'amélioration s'est promptement manifestée, et, le 29, il commençait à marcher sans béquilles d'un côté de la salle à l'autre entre deux hommes prêts à le retenir s'il avait perdu l'équilibre. Sous l'influence surtout des douches, l'amélioration a progressé en avril et septembre, et les béquilles ont été définitivement laissées de côté. B. se promenait seul, même sans bâton, une partie de la journée devant l'hôpital qu'il a quitté pour rentrer à Rome au commencement d'octobre, dans un état satisfaisant au delà de nos espérances.

Observation quatrième.

M. D., paraplégie, suite de douleurs rhumatoïdes et *ostéocopes*, ayant déterminé une sorte de métastase sur la moëlle épinière ;

Marche embarrassée, puis rendue impossible par des mouvements involontaires et désordonnés ;

Diminution notable de la sensibilité des extrémités supérieures ;

Douleurs néphrétiques et albumineuses ; urines troubles et blanchâtres laissant coaguler une grande quantité d'albumine au fond du vase par l'acide nitrique, et surtout par l'ébullition. Douches et bains sulfureux.

Eau ferrugineuse acidule en boisson (aqua acetosa). Amélioration relative. Le malade marchant un peu plus facilement en donnant le bras à quelqu'un.

Guérison de la néphrite albumineuse.

Etat général satisfaisant.

Observation cinquième.

M..., paraplégie spontanée. Diminution de la motilité et de la sensibilité des extrémités inférieures par épuisement. Le malade a besoin d'un aide pour se tenir debout et marcher par une sorte de danse de saint Guy.

Douleurs névralgiques générales et lancinantes aux articulations, surtout par les temps orageux ; fréquentes envies d'uriner arrivant parfois jusqu'à l'incontinence d'urine ; allanguissement de toutes les fonctions ; faiblesse et maigreur générales ; affections contre laquelle ont échoué divers traitements.

Quelques douches sulfureuses, en août 1852, ont amené une amélioration assez considérable pour fonder de grandes espérances sur la reprise du traitement à la saison prochaine.

Observation sixième.

M... Névralgies, hémicramcnies très-violentes et fréquemment répétées.

Les bains ferrugineux à température modérée ont produit un très-grand soulagement.

Observation septième.

Bien que Durante ait signalé l'épilepsie comme avantageusement modifiée par les eaux de Viterbe, nous devons noter que leur emploi a été sans résultat chez M..., sujet à des accès épileptiformes par intervalles irréguliers.

IIe CATÉGORIE. — Douleurs rhumatismales.

Arthrites, engorgements articulaires avec hydrarthrose, ankylose, etc. Engorgements ou indurations, suite de phlegmons.

Observation première.

C., du 13e léger. Douleurs et raideurs articulaires, suite d'un rhumatisme aigu naissant. Bains et douches mixtes en juillet et août 1851. Guérison.

Observation deuxième.

L., du 32e de ligne. Douleurs et engorgements articulaires, surtout au genou gauche, suite d'arthrite rhumatismale subaiguë, vers la fin de juin 1851. Bains sulfureux en août et septembre. Guérison.

Observation troisième.

W., du 14e d'artillerie. Engorgement de la jambe gauche et du pied, suite d'érysipèle phlegmoneux récent. Bains sulfureux en août et septembre 1851. Guérison.

Observation quatrième.

R., du 14e d'artillerie. Engorgement du membre pelvien gauche et semi-ankylose du genou, suite de vaste phlegmon ayant nécessité plusieurs ouvertures à la cuisse, suivies d'autant de cicatrices profondes et adhérentes, dont une avec trajet fistuleux. Bains et douches mixtes dans le cours de la saison de 1851.

Résultat très-favorable. A part les cicatrices adhérentes, le membre est revenu à peu près à sa forme normale, et l'articulation du genou a recouvré la plus grande partie de sa souplesse.

Observation cinquième.

B.,du 13ᵉ léger. Douleurs rhumatismales anciennes, pour lesquelles les eaux de Balaruc avaient été précédemment employées. Bains sulfureux en juillet 1851. Guérison.

Observation sixième.

M..., un peu de gêne et de raideur dans les mouvements du genou gauche, suite de fracture de la rotule (un an). Bains ferrugineux avantageusement employés en juillet et août 1852.

Observation septième.

C., du 36ᵉ de ligne. Arthrites anciennes du genou droit, suite de plaie contuse avec introduction de plusieurs fragments de verre, qui avaient nécessité des extractions successives en 1849 et 1850. Douches et bains sulfureux en juillet et la première quinzaine d'août 1850. Guérison.

Observation huitième.

L., du train des parcs. Douleurs rhumatismales (trois mois d'invasion). Bains sulfureux et ferrugineux en 1852. Amélioration.

Observation neuvième.

B., du 2ᵉ du génie. Douleurs rhumatismales, suite d'arthrite des membres inférieurs en 1845. Bains sulfureux de juillet au 15 août 1852, interrompus quelques jours pour bronchite intermittente. Amélioration.

Observation dixième.

H., du 32ᵉ de ligne. Engorgement chronique du genou gauche avec gêne des mouvements de l'articulation, suite d'arthrite rhumatismale (six mois d'invasion). Douches et bains sulfureux du 1ᵉʳ juillet au 15 août 1852. Très-grande amélioration.

Observation onzième.

R., du 11ᵉ dragons. Arthrite chronique avec hydrarthrose du genou gauche, suite d'arthrite traumatique par contusion, .traitée par les antiphlogistiques et les révulsifs en mars 1851. Bains et douches d'eaux sulfureuses et ferrugineuses en juillet août et septembre 1852; grande amélioration. Marche sans claudication ni douleur. Le genou, qui était déformé par l'en-gorgement et l'épanchement articulaire, est à peu près à son volume normal. Sous peu, la résorption sera complète, car une particularité très-remarquable du traitement thermal, c'est qu'une fois commencé l'effet salutaire des eaux se continue un certain temps après la cessation de leur emploi.

IIIᵉ CATÉGORIE. — AFFECTIONS HERPÉTIQUES.

Observation première.

L., du train des équipages. Dartres furfuracées à la face et sur les parties latérales du cou. (Pityriasis.) Bains sulfureux en juillet et août 1852. Guérison.

Observation deuxième.

G., du 36ᵉ de ligne. Dartres aux membres, psoriasis se rapprochant de l'ichthyose, fournissant une abondante desquamation d'écailles épidermiques. Bains sulfureux en juillet 1852. Guérison.

Observation troisième.

P., du 36ᵉ de ligne. Dartres aux jambes (lichen circumscriptus). Bains sulfureux du commencement de juillet au milieu d'août 1852. Guérison.

Observation quatrième.

W., du train des équipages. Dartres squameuses crustacées tenant du pityriasis et de l'impétigo, affectant la forme de croissant à la face et sur les parties latérales du cou. Bains sulfureux et douches obliques de la fin de juillet à la fin de septembre 1851. Disparition des dartres, ayant laissé la peau qui en était le siége d'un blanc mat comme des plantes de vitiligo alba.

Observation cinquième.

S., du 13ᵉ léger. Dartres furfuracées, suites de zoster et d'éruption miliaire. Lichen formant des plaques rougeâtres avec desquamation des pellicules épidermiques aux cuisses, au tronc et surtout au bras. Bains sulfureux en septembre 1851. Guérison.

Observation sixième.

H., du 13ᵉ léger. Éruption vésiculeuse au tronc (herpès zoster du côté droit). Vésicules disséminées ayant formé autant de pustules sur une large zone érysipélateuse. Bains sulfureux en septembre 1851. Guérison.

Observation septième.

P., du 36ᵉ de ligne. Affection furonculeuse au dos, anthrax bénins et multiples à bords indurés, avec éruption vésiculeuse au pourtour. Bains sulfureux au mois d'août 1851. Eau ferrugineuse et magnésienne en boisson. Guérison rapide.

Observation huitième.

J., du 32ᵉ de ligne. Eczema aux aisselles, éruption de petits boutons sur larges plaques circulaires avec suintement de sérosité (3 ans d'invasion). Bains sulfureux et boueux en août et septembre 1852. En voie de guérison.

Observation neuvième.

B., du 36ᵉ de ligne. Eczema chronique aux bras par plaques multiples. Bains sulfureux du milieu du mois d'août à la fin de septembre 1852. En voie de guérison.

Observation dixième.

V., du 36ᵉ de ligne. Eczema de tout le scrotum (récidive). Bains sulfureux du 1ᵉʳ juillet au 15 août 1852. En voie de guérison.

Observation onzième.

M., du 13ᵉ léger. Large eczema et lichen agrius suivis de l'amincissement et de la desquamation de la peau à la partie inférieure externe de la jambe gauche. Bains et douches d'eau sulfureuse en juillet et août 1851. Grande amélioration.

Observation douzième.

B., du 13ᵉ léger. Eczema impétigineux à la lèvre supérieure, datant de six mois (gale antérieure). Lotions et bains sulfureux du 1ᵉʳ juillet au 15 août 1852. Grande amélioration.

Observation treizième.

M. G. Eczema chronique sur cicatrices d'anciens ulcères variqueux, avec engorgement fluxionnaire, goutteux à la jambe droite. Bains sulfureux (saison de 1851). Eau ferrugineuse, en boisson. Amélioration.

Observation quatorzième.

B., du 36ᵉ de ligne. Rougeur fine à la partie supérieure interne des cuisses (erythème chronique, suite d'ancien intertrigo). Bains sulfureux en juillet et août 1851. Coloration plus pâle.

Observation quinzième.

M... Erythème au scrotum et intertrigo au périnée, s'accompagnant de vives démangeaisons surtout par la sueur. Bains sulfureux en juillet 1852. En voie de guérison.

Observation seizième.

M... Erythème chronique à la face (acne rosacea). Bains et douches sulfureuses par aspersion à jets de pomme d'arrosoir, saison de 1852. Guérison.

Observation dix-septième.

M... Erythème et lichen aux fessés, avec desquamation furfuracée. Bains sulfureux en juillet et première quinzaine d'août 1852. Amélioration.

Observation dix-huitième.

D., du 36ᵉ de ligne. Ephélides hépatiques. Taches brunes par plaques circulaires à la partie antérieure et supérieure de la poitrine.

Sous l'influence des bains sulfureux 1851, les taches disparaissent rapidement, ne laissant d'autres traces que de légères rides de l'épiderme, visibles seulement à jour oblique. Guérison.

Observation dix-neuvième.

M..... Ephélides hépatiques lenticulaires à la poitrine, aux aisselles et au cou, s'accompagnant de vives démangeaisons. Douleurs sciatiques et articulaires vagues. Bains sulfureux et eau ferrugineuse en boisson, 1851. Embarras gastrique.— Quelques jours de repos. — Régime plus modéré. — Reprise des eaux. Guérison.

Observation vingtième.

M..., plaques de vitiligo alba, entourées d'éphélides hépatiques aux mains et au scrotum, s'accompagnant de démangeaison et de desquamation épidermique. Bains sulfureux en juillet 1852 (abcès au périnée du 12 au 17, reprise des bains le 18).

Amélioration notable. Les éphélides ont pàli et les décolorations sont moins blanches.

Observation vingt-unième.

B., du 36e de ligne. Éruption de lichen agrius aux jambes, avec plaques d'eczema aux pieds. Bains et douches d'eau sulfureuse en août et septembre 1851 (interruption de quelques jours pour bronchite intercurrente). Amélioration.

Observation vingt-deuxième.

M..., lichen agrius, surtout à la partie antérieure et externe des bras et des cuisses (d'ancienne date). Bains sulfureux et boueux dans le cours de la saison de 1852. Suspension de quelques jours, vers la fin de juillet, pour accès fébriles intercurrents enrayés par le sulfate de quinine. Seconde interruption à la fin d'août pour blessure. Reprise des eaux par intervalles en septembre. En voie de guérison.

Observation vingt-troisième.

M..., du 36e de ligne. Dartres prurigineuses aux jambes, suite d'ancienne gale. Bains sulfureux et boueux en juillet, août et une partie de septembre 1852. Guérison.

Observation vingt-quatrième.

S., chasseur à pied du 7e bataillon. Gratelle (gale prurigineuse ancienne). Dispositions à l'anémie, palpitations nerveuses. Bains sulfureux et ferrugineux par intervalles éloignés (saison de 1852), le malade ayant dû, plus particulièrement, refaire son état général par l'eau martiale prise en boisson. Résultat très-satisfaisant.

Observation vingt-cinquième.

C., du 36e de ligne. Gale invétérée. Bains sulfureux et boueux pendant la saison de 1852. En voie de guérison.

Observation vingt-sixième.

C., du 13e léger. Lichen agrius et plaques d'eczema aux jambes, suite d'ancienne gale. Bains sulfureux en septembre 1851. Amélioration continuée par les frictions antipsoriques jusqu'à guérison.

Observation vingt-septième.

H., du 13e léger. Éruption psorique générale (gale invétérée

Bains sulfureux en septembre 1851. Amélioration complétée par les frictions antipsoriques.

Observation vingt-huitième.

B., du 36ᵉ de ligne. Gale récente. Bains sulfureux en juillet et août 1851. Peu d'effet. Nécessité de recourir aux frictions antipsoriques pour obtenir la guérison. Ce dernier cas surtout nous a prouvé qu'il vaut mieux traiter la gale tout d'abord par les frictions avec la pommade soufrée, pendant quelques jours, et d'achever ensuite la guérison par les bains sulfureux ; c'est plus expéditif et plus sûr.

Notre confrère, M. Folchi, l'un des chirurgiens en chef par quartier de l'hôpital, nous a affirmé obtenir de rapides et bons résultats en soumettant ses galeux à ce mode de traitement.

IVᵉ CATÉGORIE. — Accidents constitutionnels.

Les affections des deux dernières catégories sont, on pourrait dire, les maladies classiques de la clinique des établissements thermaux. Toutefois, il n'est aucun praticien qui ne sache, par expérience, que outre les deux grandes familles, *douleurs rhumatismales et dermatose* proprement dites, on rencontre très-fréquemment des douleurs et des maladies cutanées revêtant, sous plus d'un rapport, les allures et la forme des précédentes, mais qui sont sous la dépendance du vice syphilitique. Se pourrait-il que, pour des maladies ayant tant de rapports symptomatologiques, les eaux minérales thermales fussent efficaces pour les premières, et nullement pour les secondes, nuisibles même pour toutes les affections syphilitiques, comme on l'a dit? Non, assurément, car nous avons acquis, à Viterbe, la preuve la plus convaincante du contraire.

Outre la fièvre, qui est la maladie dominante, un autre écueil très-dangereux, à Rome, c'est la syphilis, avec toutes ses variétés de manifestations, qui reçoivent de l'influence du climat une suractivité spéciale dans les évolutions de leurs diverses périodes. Il est remarquable, en effet, de voir combien les accidents constitutionnels suivent de près les accidents primitifs. Ce sont des taches cuivrées, des papules, des roséoles, des miliaires, des pustules, des syphilides prenant la forme de toutes les dermatoses, localisées ou gagnant tout le corps. Très-souvent l'iritis accompagne ces accidents, particulièrement la miliaire syphilitique. Concurremment ou consécutivement se font sentir des douleurs rhumatoïdes articulaires et musculaires, des douleurs ostéocopes, avec exacerbations nocturnes. Plus tard, apparaissent des périostoses et des exostoses, parfois des caries. Aussi, parmi nos baigneurs, avons-nous trouvé un certain nombre de malades présentant ces divers accidents que nous rangerons en deux sections :

1° Accidents constitutionnels secondaires sous forme d'affections cutanées ou syphilides;

2° Douleurs syphilitiques prodomiques ou symptomatiques des accidents tertiaires.

Ire Section. – *Syphilides*

Observation première.

M.... Syphilides papuleuses par plaques circulaires aux jambes, accompagnées de démangeaisons et de desquamations furfuracées (trois ans d'invasion). Bains sulfureux en août 1852. Guérison dans le cours de septembre.

Observation deuxième.

M... Pelade syphilitique palmaire à la main gauche, surtout entre le pouce et l'index. Douleurs névralgiques susorbitaires et iléoscrotales. Bains sulfureux en juillet 1852. Embarras gastrique le 29 (ipécacuanha et régime approprié). Reprise des eaux pendant la première quinzaine d'août. Guérison.

Observation troisième.

L., chasseur à pied du 7° bataillon. Syphilides aux jambes. Eczema rubrum et lichen aux mollets (deux ans d'invasion). Bains sulfureux pendant le mois d'août 1852. Guérison.

Observation quatrième.

G., du 36° de ligne. Syphilides papuleuses éparses. Bains sulfureux en juillet et la première quinzaine d'août 1852. Guérison.

Observation cinquième.

C., du 36° de ligne. Syphilide pustuleuse simulant l'acné,

indurata, surtout au dos et à la poitrine. Bains sulfureux en juillet et août 1852. Guérison.

Observation sixième.

M.... Large éphélide syphilitique au scrotum, au périnée et aux cuisses (ancienne). Bains sulfureux en août 1851. Disparition à peu près complète de la coloration brune.

Observation septième.

N., du 36e de ligne. Ephélides syphilitiques à la poitrine et aux épaules. Douleurs rhumatoïdes à la jambe droite. Bains sulfureux en juillet et à la première quinzaine d'août 1852. A la suite d'une légère desquamation furfuracée, les éphélides ont entièrement disparu.

Observation huitième.

C., du 32e de ligne. Éphélides lenticulaires, surtout à la poitrine. Bains sulfureux. Suspension pour fièvre intermittente bilieuse intercurrente, le 16 août 1852. Roséole syphilitique pendant le traitement à l'hôpital. Sorti guéri.

Observation neuvième.

B., du 36e de ligne. Syphilides squameuses aux membres. Taches cuivrées à la face (accidents primitifs deux ans auparavant). Bains sulfureux et ferrugineux en juillet et août 1851. Aggravation. Nécessité de recourir au traitement spécifique et notamment aux frictions avec la pommade d'iodure de mercure. Quelques plaques papuleuses circulaires restant encore en 1852. Les bains sulfureux en ont amené la disparition à peu près complète.

Observation dixième.

L., du 14e d'artillerie. Macules cuivrées, suite de syphilide pustuleuse sur tout le corps, et donnant à la peau un aspect tigré (depuis janvier 1852). Ces taches, résultant de cicatrices récentes, dont la coloration rouge-brun s'efface très-lentement, ne pouvaient être que très-peu modifiées par les bains sulfureux pris du commencement de juillet au 15 août.

Observation onzième.

D., du 36e de ligne. Syphilide érythémateuse et pustuleuse à la lèvre supérieure et au nez avec gonflement et croûtes impétigineuses à la cloison, suite de blennorrhagie contractée en 1845. Bains sulfureux en juillet et août 1854. La poussée des eaux fait sortir des taches cuivrées à la face, dont l'aspect couperosé devient plus apparent, mais il se produit ensuite une très-notable amélioration.

Observation douzième.

B., du 36e de ligne. Eczéma rubrum impétigineux par larges plaques aux membres, et fournissant en plusieurs points une desquamation furfuracée, suite de syphilide pustuleuse. Bains sulfureux en juillet et août 1852. Grande amélioration.

Observation treizième.

Syphilides éryihémateuses et pustuleuses aux jarrets. Bains sulfureux durant la saison de 1852. Amélioration.

Observation quatorzième.

N., du 11e dragons. Syphilides pustuleuses sur plaques d'eczéma rubrum aux jarrets. Bains sulfureux pendant la saison de 1852. Amélioration.

Observation quinzième.

D., du train des équipages. Eczéma rubrum impétigineux aux jarrets. Grand nombre de bains sulfureux en juillet, août et septembre 1852. Amélioration.

Observation seizième.

C., du 32e de ligne. Érythème syphilitique à la partie postérieure de la jambe gauche avec douleurs rhumatoïdes, articulaires et musculaires. Bains sulfureux en juillet 1852. Aggravation d'abord. Fièvre intermittente le 30. Repriie des bains du 8 au 15 août. Amélioration.

Observation dix-septième.

M.... Eczéma rubrum aux jarrets, suite de gonorrhée (huit mois d'invasion). Quelques bains, pris en septembre 1852, ont produit assez d'amélioration pour compter sur la guérison par la reprise des eaux à la saison prochaine.

Observation dix-huitième.

G., du 21e léger. Syphilides papuleuses à l'abdomen par plaques circulaires. Ayant précédemment fait usage des eaux de Guagno. Bains sulfureux du 1er juillet au 15 août 1852. Peu d'amélioration.

Observation dix-neuvième.

V., du train des équipages. Syphilide papuleuse du cuir chevelu, se rapprochant du porrigo *decalvans* (calvitie de tout le sommet et de la partie antérieure de la tête). Douches sulfureuses en arrosoir, de la fin de juillet à la fin de septembre 1852. Peu d'amélioration.

Observation vingtième.

M., du 36ᵉ de ligne. Érithème et excoriation au nez, suite de syphilide ulcéreuse, ayant entraîné ultérieurement la perte de la luette et la perforation de la cloison des fosses nasales. Bains sulfureux, lotions sulfureuses et ferrugineuses alternées en juillet et août 1852. Érythème impétigineux plus marqué au pourtour des narines.

Observation vingt-unième.

F., du 36ᵉ de ligne. Syphilide pustuleuse générale, *corona veneris*, angine syphilitique, douleurs ostéocopes et articulaires, avec engorgement malléolaire. Bains sulfureux en juillet 1851. Interrompus pour fièvre intermittente enrayée par le sulfate de quinine. Reprise des bains sulfureux au mois d'août. Nouvelle éruption pustuleuse entée sur la première avec adenites cervicales et périostoses aux tibias. Suspension des bains à la fin d'août. Traitement antisyphilitique; tisane de salsepareille, liqueur de Vanswieten et sirop sudorifique, vésicatoires pansés avec la teinture d'iode. En second lieu, tisane de salsepareille et iodure de potassium. Guérison vers la fin de septembre.

Observation vingt-deuxième.

G., Syphilides pustuleuses et ulcères consécutifs multiples aux jambes; douleurs articulaires, hydarthrose du genou gauche. Bains ferrugineux et sulfureux alternés, et quelques douches en juillet et août 1852. Progrès des plaies ulcéreuses à bords taillés à pic et à fond grisâtre. En septembre, quelques bains par intervalles pour déterger les plaies qui sont pansées avec le sparadrap de Vigo. Tisane de salsepareille, liqueur de Vanswieten, consécutivement iodure de potassium porté à la dose de trois grammes. Sous l'influence du traitement spécifique, la période de réparation se dessine sur toutes les plaies,

les bourgeons charnus exubérants sont réprimés par de légères cautérisations avec le nitrate d'argent, et, vers la fin de
septembre, le malade est en bonne voie de guérison.

Observation première.

A., du 7ᵉ d'artillerie. Douleurs articulaires et ostéocopes aux
membres, suite de syphilis (deux mois d'invasion). Bains sulfureux en juillet 1851. Guérison.

Observation deuxième.

C., du 36ᵉ de ligne. Douleurs articulaires et ostéocopes; engorgement et hydarthrose consécutive du genou gauche; macules sur tout le corps; suite de syphilis pustuleuse. Bains et
douches d'eau sulfureuse et ferrugineuse en juillet et août
1851. Guérison.

Observation troisième.

F., douleurs ostéocopes et articulaires; périostose au tibia
droit (deux mois d'invasion). Bains sulfureux en septembre
1851. Notable amélioration.

Observation quatrième.

M.... Douleurs articulaires générales et douleurs ostéocopes
plus particulièrement aux membres, aux coudes et surtout
aux talons, rendant on ne peut plus pénibles la station et la
marche, avec exacerbations nocturnes plus marquées par les
temps orageux. Syphilides squameuses par petites plaques circulaires aux jambes (accidents survenus dans l'année). Bains
sulfureux en juillet et août 1851. Amélioration progressive
jusqu'à guérison définitive dans les premiers mois qui ont suivi
l'usage des bains.

Observation cinquième.

M.... Douleurs articulaires, musculaires et ostéocopes rendant les mouvements très-pénibles; périostose au tibia gauche et à la malléole interne droite; vives céphalées, suite
d'accidents primitifs il y a deux ans. Sous l'influence des bains
sulfureux (en juillet et août 1051), il survint d'abord une
éruption miliaire générale avec furoncle au coude. Puis l'a-

mélioration qui s'était dessinée dans le cours du mois d'août a progressé rapidement jusqu'à guérison.

Observation sixième.

M., du 36ᵉ de ligne. Douleurs rhumatoïdes articulaires, musculaires et ostéocopes ; suite d'accidents primitifs un an auparavant. Bains sulfureux en juillet 1852. Guérison.

Observation septième.

J., du 13ᵉ léger. Douleurs articulaires et ostéocopes. Récidive ; suite de nouvelle affection syphilitique, contractée en janvier 1852. Comme l'année précédente, les bains sulfureux (en juillet et 1ʳᵉ quinzaine d'août) ont fait cesser les douleurs.

Observation huitième.

F., du 32ᵉ de ligne. Douleurs rhumatoïdes et érythème sur anciennes cicatrices d'ecthyma syphilitique à la jambe gauche. Bains sulfureux du 1ᵉʳ juillet au 15 août 1852. Grande amélioration.

Observation neuvième.

R., du 38ᵉ de ligne. Douleurs rhumatoïdes articulaires et ostéocopes datant de l'année. Bains sulfureux en août 1852. Guérison.

Observation dixième.

A., du 13ᵉ léger. Raideur articulaire du genou gauche ; suite de douleurs ostéocopes. Bains sulfureux en septembre 1851. Amélioration.

Observation onzième.

P., du 32ᵉ de ligne. Douleurs ostéocopes et rhumatoïdes, un peu de gonflement articulaire aux pieds (trois mois d'invasion). Bains sulfureux du 1ᵉʳ juillet au 15 août 1852. Pas d'amélioration.

Observation douzième.

L.... Douleurs ostéocopes et rhumatoïdes ; un peu d'engorgement articulaire aux poignets (un an d'invasion). Bains sulfureux (saison de 1852). Fièvre intermittente le 5 juillet, enrayée par le sulfate de quinine. Reprises des eaux le 20 juillet au 15 août. Pas d'amélioration.

Observation treizième.

D., du 3ᵉ léger. Douleurs articulaires (deux mois d'invasion).

Bains sulfureux en juillet 1852. Aggravation. Arthrite rhumatismale aiguë avec gonflement des articulations des genoux et des coudes. Saignée, frictions mercurielles, vésicatoires volants. Guérison

Observation quatorzième.

L., du 13e léger. Douleurs rhumatoïdes à l'épaule et au genou droit; suite de blennorrhagie. Bains sulfureux en juillet 1851. Aggravation. Apparition d'exulcérations au gland et éruption d'eczéma aux jambes; cessation des bains. Tisane de salsepareille et liqueur de Vanswieten, frictions mercurielles, calomel. Guérison.

Observation quinzième.

B., du 13e léger. Douleurs et raideurs aux articulations de la jambe gauche; suite de blennorrhagie (un an d'invasion). Bains sulfureux du commencement de juillet au milieu d'août 1852. Pas d'amélioration.

Observation seizième.

D., du 36e de ligne. Douleurs ostéocopes et articulaires aux jambes. Iritis syphilitique. Bains sulfureux du milieu d'août aux premiers jours de septembre 1852. Aggravation des douleurs, surtout aux articulations tibio-tarsiennes. Cessation des eaux. Traitement par l'iodure de potassium porté à la dose de 3 grammes, en solution dans de la tisane de salsepareille. Guérison vers la fin de septembre.

Observation dix-septième.

L., du 32e de ligne. Douleurs rhumatoïdes et ostéocopes avec exostose à la jambe droite, et macules des cicatricules d'une syphilide pustuleuse, en 1849-50, qui avait été avantageusement modifiée par les eaux de Viterbe. Bains sulfureux en juillet et première moitié d'août 1852. Exacerbation des douleurs et apparition de quelques pustules, et ulcérations d'ecthyma au front. Sparadrap de Vigo, iodure de potassium.

Observation dix-huitième.

J., du 36e de ligne. Douleurs articulaires et ostéocopes. Périostose et exostoses aux tibias et aux crêtes iliaques (deux ans d'invasion). Ayant fait usage des eaux de Guagno en 1851. Bains sulfureux suspendus à la fin de juillet 1852 pour aggravation. Débilité générale et profonde; ecthyma au front suivi d'ulcères taillés à pic; plaie ulcéreuse à la partie externe de la main droite avec tubercules musculaires sous-jacents. Traité à l'hôpital par la tisane de salsepareille, l'iodure de potassium rapidement porté à la dose de 3 grammes, les vésicatoires volants sur les exostoses, et le sparadrap de Vigo sur les ulcères. Nous avons pu le faire sortir pour retourner à Rome vers la fin d'août, en pleine voie de guérison.

Observation dix-neuvième.

G., du 32ᵉ de ligne. Accidents tertiaires (deux ans d'invasion). Douleurs ostéocopes articulaires et musculaires, exostose au tibia droit; tubercules profonds du vaste externe (cuisse droite); macules suite de syphilide pustuleuse générale. Bains et douches mixtes en juillet 1851. Disparition des macules; aggravation des autres accidents constitutionnels. Traitement par l'iodure de potassium à doses élevées dans la tisane de salsepareille; vésicatoires volants sur l'exostose et les tubercules; frictions avec la teinture d'iode. Disparition à peu près complète de l'exostose et des tubercules, dont les vestiges sont indolents. En 1852, ce malade nous a été renvoyé pour ressentiment de ses douleurs, que les bains sulfureux en juillet ont encore rendues plus marquées, mais qui ont été enrayées par un nouveau traitement à base d'iodure de potassium. Rentré au corps dans un état général très-satisfaisant.

Observation vingtième.

R., du 32° de ligne. Osteite de la clavicule gauche, hypérostose de sa partie moyenne, qui est très-sensible au toucher. Peau rouge, amincie, décollée et ulcérée en plusieurs points suppurants, suite d'adénite syphilitique à la région claviculaire, datant de trois mois (accidents primitifs un an auparavant). Bains ferrugineux en juillet et la première quinzaine d'août 1852. Peu d'amélioration.

Il ressort des observations des deux précédentes sections que le traitement thermal à Viterbe est une excellente pierre de touche pour les accidents constitutionnels. Grand nombre de syphilides sont guéries; presque toutes, pour le moins, sont améliorées. La syphilide ulcéreuse fait exception; néanmoins, les bains par intervalles, pour déterger les plaies, sont un utile adjuvant du traitement spécifique auquel il convient de soumettre le malade. Presque toutes les douleurs ostéo-copes articulaires et musculaires de la période secondaire et tertiaire disparaissent comme par enchantement. Elles sont plus tenaces et peuvent s'aggraver, si elles s'accompagnent de gonflement articulaire récent dénotant un peu d'inflammation aiguë, surtout si l'arthrite rhumathoïde est suite de blennor-rhagie. Mais l'engorgement chronique même, compliqué d'hy-darthrose, cède aisément. En somme, les seuls accidents ter-tiaires qui font contre-indication à l'emploi des eaux sont ceux qui dépendent de l'ostéite avancée : l'exostose, l'hypérostose, la carie. Encore nous a-t-il paru, dans ces cas, que les bains ont facilité l'action du traitement spécifique auquel nous avons dû recourir.

Ve CATÉGORIE. — Plaies, ulcères, trajets fistuleux, indurations.

Observation première.

J., du 32e de ligne. Plaie ulcéreuse au centre d'une large plaque d'eczéma chronique à la jambe droite. Quelques bains sulfureux dans le cours de septembre 1852 ont suffi pour ré-veiller le travail de réparation et amener une cicatrisation ra-pide.

Observation deuxième.

J., du 36e de ligne. Pustules et ulcérations d'ecthyma à la jambe gauche. Bains ferrugineux dans le cours du mois d'août 1851. Guérison.

Observation troisième.

Pustules et ulcérations d'ecthyma à la jambe droite. Bains ferrugineux en août et septembre 1851. Amélioration progres-sive favorisée par des pansements avec la pommade au carbo-nate de plomb. Guérison vers la fin de septembre.

Observation quatrième.

M., du 32e de ligne. Vaste engorgement phlegmoneux des glandes du côté gauche du cou avec éruption papuleuse gé-nérale ; suite de syphilis. Dès l'arrivée du malade, dont l'état s'est aggravé par la fatigue de la route, traitement antiphlo-gistique, puis antisyphilitique. L'adenite centrale abcédée étant revenue à l'état indolent, il reste un trajet fistuleux avec induration du tissu cellulaire, mais sous l'influence des eaux (bains mixtes, août 1851), la guérison s'achève rapidement.

Observation cinquième.

M.... Plaie ulcéreuse à l'aine droite, suite de bubon suppuré. Bains sulfureux en septembre 1851. Cicatrisation rapide.

Observation sixième.

R., du train des équipages. Trajet fistuleux, suite de bubon suppuré (aine droite, quatre mois). Peau rouge et amincie sur une grande surface; décollement correspondant; engorgement des ganglions sous-jacents. Bains sulfureux en juillet et la première quinzaine d'août 1852. Cicatrisation rapide.

VIe CATÉGORIE. — MALADIES DES ORGANES DES SENS.

Observation première.

V., du 36° de ligne. Ophthalmie chronique et érythème au nez, de nature scrofuleuse. Aggravation par l'usage des eaux en août 1851. Ulcération de la cornée (kératite), dont la cicatrisation a été favorisée surtout par les collyres à l'azotate d'argent.

Observation deuxième.

D., du 24e de ligne. Blépharite chronique dépendant d'un vice constitutionnel. Pas d'amélioration par l'usage des eaux, du milieu d'août à la fin de septembre 1852.

Observation troisième.

M.... Dureté d'ouïe depuis plusieurs années. Dystocie plus marquée de l'oreille gauche. Quelques douches sulfureuses à la nuque sur la fin de la saison de 1852. Peu d'effet.

VIIe CATÉGORIE. — AFFECTIONS INTERNES.

Observation première.

M., du 13e léger. Anémie, suite de fièvre intermittente; faiblesse générale. Eau ferrugineuse en boisson; quelques bains par intervalles. Rétabli vers le milieu d'août 1852.

Observation deuxième.

M.... Aménorrhée. Douleurs utérines; spasme nerveux, tendance à l'hypocondrie. Quelques bains sulfureux pris trop chauds au début de la saison de 1852 sont mal supportés. Sur notre conseil de préférer les bains ferrugineux à température modérée et de faire usage de l'eau martiale acidule en boisson, la malade ne tarde pas d'éprouver une amélioration progressive jusqu'à réapparition des menstrues et retour vers un état général très-satisfaisant.

Observation troisième.

J., du 36ᵉ de ligne. Gastroduodénite; ictéricie très-prononcée. Eau ferrugineuse en boisson, au déclin de l'affection (1851), ayant notablement activé la convalescence et le rétablissement.

Observation quatrième.

M., du 11ᵉ dragons. Bronchite chronique. Eau sulfureuse en boisson (août 1851). Pas d'amélioration d'abord, mais guérison dès les premiers jours de sa rentrée à Rome.

Observation cinquième.

B., du 36ᵉ de ligne. Bronchite chronique, suite de pleurésie. Eau sulfureuse en boisson et quelques bains dans le cours du mois d'août 1851. Amélioration. Guérison ultérieure.

Observation sixième.

M., du train des équipages. Dyspepsie, maigreur, pâleur, débilité, tendance à l'anémie par épuisement. Eau ferrugineuse en boisson dans le cours de la saison de 1851. Après des alternatives de constipation, de dyarrhée, de lienterie, il se produit une amélioration générale marquée.

Observation septième.

M.... Tumeur hydatique du foie, de la grosseur du poing, faisant saillie au-dessous du bord inférieur et contre laquelle avaient échoué divers traitements, depuis plus d'une année. Troubles digestifs; alternatives de constipation et de diarrhée, gastralgie, ardeurs d'entrailles; aménorrhée, débilitation générale extrême. Des bains de siége saturés de chlorure de sodium et des laxatifs commencèrent à provoquer des évacuations intestinales d'hydatides gélatiniformes (acéphalocystes) mêlées de débris de calculs biliaires. Ces évacuations ont été favorisées d'une façon plus marquée encore par des bains sulfureux, surtout par des bains ferrugineux avec douches obliques et l'eau martiale acidule prise en boisson en juillet 1852. Sous l'influence de cette hydrothérapie, toutes les fonctions ont repris de l'activité; les menstrues ont reparu après une interruption de dix mois; et la malade, qui avait été longtemps alitée, a repris ses occupations habituelles. Tout porte à croire que la poche de la tumeur, rapetissée sur elle-même, restera à l'état de kyste indolent, si toutefois, à la longue, la résorption ne s'en opère pas complétement.

§ X. — *Des Thermes chez les Romains.*

Parmi les ruines de l'ancienne capitale du monde, celles des thermes surtout piquent la curiosité du médecin, dans les investigations archéologiques qu'il est amené à faire à chaque pas dans ROME.

Résumer ce que nous avons pu recueillir de fragments épars sur ces établissements remarquables, tant sous le rapport de leur disposition que du parti hygiénique et médical qu'on en tirait, sera l'objet de cet *Appendice* obligé de notre sujet.

Bien que, dès les temps les plus reculés, l'usage des bains chauds eût été en vogue chez les divers peuples qui eurent la prépondérance en puissance et en civilisation, Assyriens, Égyptiens, Mèdes, Perses et Grecs, Rome se contenta longtemps des bains du Tibre, dont les eaux sont loin cependant d'offrir l'attrait de la limpidité, car elles sont constamment rendues bourbeuses par les argiles qu'elles tiennent en suspension, ce que Virgile a parfaitement rendu par ces mots, en parlant de ce fleuve :

$$\dots\dots\dots, \textit{Et multâ flavus arenâ.}$$

Vers le soir, on descendait des monts Palatin, Aventin, Esquilin, Cœlius, Viminal, Quirinal, dans le champ de Mars longeant la rive gauche, et on s'y livrait à la gymnastique la plus variée, propre à développer la force et l'adresse, ces deux éléments indispensables, surtout aux guerriers d'une époque où l'action individuelle jouait le principal rôle dans les combats.

Le tir à l'arc et et à la fronde, le maniement de la pique, l'escrime, la marche, le saut, la course, l'équitation, les jeux de balle et du disque, étaient de toute saison. Mais en été plus particulièrement, les Quirites se frottaient d'huile comme les athlètes, et ne conservaient.qu'un caleçon pour se livrer plus aisément à la lutte, à la sphéromachie ou au véritable pugilat. Puis les exercices achevés, ils étaient détergés et frottés, et terminaient par des ablutions ou des immersions dans le Tibre.

Toutefois ces baignades, qui n'étaient pas sans inconvénient ni sans danger, ne furent pas toujours du goût de tout le monde, et il vint un temps où bon nombre de jouteurs en transpiration, après s'être fait frictionner à sec et oindre d'*œnantinum*, liniment en grand usage, s'enveloppaient d'une *andromède* en laine, et rentraient chez eux pour prendre un bain iède avant souper. Cet usage, dont on comprit tous les avantages sur les bains du Tibre, se répandit rapidement ; après les bains particuliers, on multiplia les bains publics ; mais n'étant pas à la portée de tout le monde ni suffisants, la nécessité de leur donner des proportions plus considérables et un accès plus facile à tous devint un besoin général auquel il fallut pourvoir. Aussi, Agrippa rendit-il son nom populaire par les thermes qu'il fit construire au milieu même du champ de Mars.

Ce fut le premier établissement ($\theta\epsilon\rho\mu\sigma\varsigma$) emprunté des Grecs pour le nom, la forme, la disposition et la magnificence. Mais nous devons bien constater ici qu'à cette époque, depuis longtemps déjà, les eaux minérales thermales étaient en vogue dans diverses provinces d'Italie, des Gaules et d'Espagne. Spécialement fréquentées d'abord par les malades, elles le furent bientôt, comme de notre temps, par une foule d'oisifs allant plutôt à la recherche de distractions ; telles étaient les eaux d'Aix en Provence, *Aquæ Sextiæ* ; les eaux de Cæré, très-fréquentées en Étrurie, de même que celles de Cotila et les *Aquæ cajæ* dont, nous l'avons dit, le gouffre bouillonnant aux vapeurs sulfureuses s'appelait l'Averne ; les eaux Labane près Nomentum, et les eaux Albules sous Tibur, dans la Campagne de Rome ; celles de Sinuessa dans le Samnium. Mais les eaux entre toutes les plus recherchées, outre celles de Cumes et de Puteoles, étaient en Campanie, celles de Baïa près du cap de Misène, jaillissant à travers les fissures les plus récentes de ces terrains *ignés* subapennins qui longent la portion sud-ouest de l'Italie centrale par une série de cônes volcaniques dont le dernier fume encore aux portes de Naples.

La partie la plus remarquable des Thermes d'Agrippa est la Rotundia, vaste édifice circulaire de 510 pieds de tour, haut de 132, et dont la voûte sphérique est percée à sa partie centrale d'une ouverture de 78 pieds de circonférence, la seule par laquelle le jour arrive à l'intérieur comme aussi la neige parfois et plus souvent la pluie. C'est ainsi que par un de ces jours de mai mêlés de pluies et d'embellies, pendant que d'une part le soleil tamisait des faisceaux de rayons obliques, un nuage déversait une ondée scintillante par le ciel ouvert qui depuis bientôt vingt siècles n'a d'autre velarium que l'azur de l'immensité. Aussi une voie d'écoulement est-elle ménagée au milieu d'une dépression centrale du pavé en disques de marbre, de granit et de porphyre, dalles en partie usées par le piétinement, et pour la plupart brisées en fragments par les chocs qu'elles ont supportés depuis les restaurations d'Adrien, d'Antonin le Pieux, de Septime Sévère et d'Antonin Caracalla.

La configuration de cette voûte comme celle du ciel, remarque Dion, et pour ce motif appelée Panthéon, d'après le même historien, l'excavacation du premier pavé du podium, à en juger par les bases des colonnes intérieures, notablement plus basses que le seuil de la porte, sembleraient indiquer que ce fut primitivement la grande Piscine. Plusieurs archéologues opinent à penser que c'était du moins la salle commune destinée aux sudations, vu qu'elle ressemble tout à fait aux *laconicum* qui servaient à cet usage et qu'on retrouve encore dans la plupart des anciens Thermes. Ce qui vient surtout à l'appui de ces considérations, c'est que d'une part le portique octastyle a été juxtaposé postérieurement à la construction de l'édifice, c'est-à-dire à l'époque où il fut transformé en temple, tandis que des *arrachements*, pour nous servir de l'expression de Desgodets, qui se voient du côté opposé, prouvent que la partie ronde faisait corps avec le reste des Thermes, qui s'étendaient du point où se trouve actuellement la place de la Minerve jusqu'au *Circus agonalis* (la place Navone). C'est de ce côté qu'étaient les jardins, les bosquets, les *casino*, l'euripe et le grand bassin de natation appelé étang ou lac d'Agrippa, toutes parties dont il ne reste que des vestiges, masquées par de sombres quartiers.

5.

Il n'y a d'intact que le Panthéon, quant à la masse, car une partie des ornements intérieurs, tout son revêtement extérieur de marbre et de bronze ont été enlevés.

Que ce monument ait eu d'abord la destination ci-dessus présumée ou qu'il ait de tout temps été consacré au culte, soit païen sous l'invocation successive de Jupiter Vengeur, de Cybèle, de Mars, de Vénus et autres divinités, soit catholique depuis le commencement du vii° siècle de l'ère chrétienne sous la dédicace des martyrs et de la Vierge, toujours est-il que ce monument est incontestablement le plus remarquable qui soit resté debout de l'ancienne Rome. Annonçons aux amis du beau de l'antiquité qu'on songerait enfin à le débarrasser des bicoques, des masures qui sont venues l'enlacer d'une ceinture parasite, à en juger par le programme du grand concours grégorien pour 1853, car après les sujets de peinture et de sculpture, il porte pour l'architecture : *lo sgombramento delle case che sono a contatto del Panteon.*

L'architecte devra représenter le Panthéon au milieu d'une place symétrique, abstraction faite de son entourage actuel, et conserver le style gréco-romain du temple.

Il sera difficile de remplir rigoureusement cette dernière indication sans faire abstraction aussi, comme l'a fait Canina, des deux petits clochers dont au xvii° siècle on a surmonté les parties latérales du portique, et qui font disparate sous le rapport architectonique comme le feraient les minarets sur Saint-Pierre.

Si les Thermes d'Agrippa eurent l'avantage de répondre à un besoin public, il vint une époque où ils eurent un défaut capital : l'insuffisance pour le nombre toujours croissant des baigneurs; aussi sous Néron dut-on en construire de plus vastes, au champ de Mars encore, enclavés entre le Panthéon, le Circus agonalis et l'Équirie, cirque très-allongé dont le tracé fictif s'étend aujourd'hui de l'extrémité arrondie de la place Navone au Monte-Citorio. Il ne reste presque rien de ces Thermes, dont Martial a fait l'éloge par cette antithèse :

> *Dicam, sed citò, quid Nerone pejus?*
> *Quid Thermis meliùs Neronianis?*

Les Thermes de Néron étaient alimentés par l'aqueduc de

l'*Aqua-Virgo*, aujourd'hui la fontaine de Trevi, ces *grandes eaux* de Rome à jeu incessant. Le Tibre, en effet, fut délaissé non-seulement pour la natation, mais même on dédaigna ses eaux pour l'approvisionnement des Thermes. Depuis long-temps surtout on y avait renoncé pour la consommation journalière et les usages domestiques; car déjà, au ve siècle de Rome, le censeur Appius, ce grand ministre des travaux de la république, avait amené dans la ville les eaux vives de Tusculum. L'*Aqua Appia*, arrivant par la porte Capène, se distribuait dans huit quartiers par le moyen d'une vingtaine de *castellum*, ou châteaux d'eau.

Moins d'un demi-siècle plus tard, on alla puiser jusqu'au-dessus de Tibur (Tivoli) les eaux limpides de l'*Anio-Vetus*; on amena successivement à Rome la *Marcia*, la *Tepula*, la *Claudia*, l'*Anio-Novus*, la *Julia*, l'*Alsietina*, la *Virgo*, neuf petits fleuves coulant suspendus à des hauteurs variables selon les dépressions de terrain, dans les aqueducs à plusieurs rangées d'arches dont les restes les plus considérables, ceux de l'*Aqua-Appia* et *Claudia*, superposés, ont été en grande partie utilisés et réparés sous Sixte-Quint.

Toutefois l'*Aqua-Felice*, du nom propre de ce pontife instaurateur, coule dans le conduit inférieur des aqueducs. Leur partie supérieure, ébréchée en divers points, laisse voir l'intérieur de la voie d'écoulement la plus élevée, large de plus d'un mètre et de hauteur d'homme, formée de gros blocs de piperin et de tuf, produits volcaniques remaniés par les eaux, se taillant avec une grande facilité, mais ayant la propriété de durcir à l'air. Ces blocs, équarris et parfaitement juxtaposés, forment la maçonnerie principale; mais l'intérieur des aqueducs est mastiqué d'une couche d'*opus signinum*, ciment à base de pouzzolane, dans lequel on incorporait de la brique pilée, et dont la dureté a résisté à l'action de l'eau et du temps.

Toutes ces eaux, passant par les *castellum* qui en réglaient les niveaux et la distribution, alimentaient non-seulement les fontaines, les piscines, les bains publics et privés, mais aussi les naumachies, créations d'un autre genre qui transportèrent au sein de Rome le spectacle des scènes maritimes. Primitivement les naumachies furent de vastes bassins dans lesquels, montés sur des flottilles, les soldats romains s'exerçaient à des joutes navales, préludes de leurs succès dans les guerres puniques. Mais quand ce peuple, dont la *combativité* fut l'instinct prédominant, en fut venu de simples jeux d'escrime aux combats sanglants du cirque, les joutes des naumachies ne furent plus de son goût; il lui fallut de vrais combats nautiques, dans lesquels les esclaves gladiateurs, divisés en deux flottes, sous les pavillons romains et carthaginois, se livraient à une extermination réciproque. Là, des milliers de spectateurs, entassés sur des gradins circulairement étagés comme à l'amphithéâtre, assistaient à toutes les péripéties de l'abordage. C'était guerre à mort ; ceux même qui, après les premiers chocs, tombés à l'eau ou échappés de leurs navires coulés bas, cherchaient à se sauver à la nage, étaient repoussés au large par les piques des sentinelles qui bordaient la naumachie; puis les bateaux légers du parti vainqueur leur courant sus, les massacraient jusqu'au dernier, aux frénétiques applaudissements d'une foule avide de carnage.

L'une des naumachies les plus vastes fut celle qu'Auguste fit creuser *trans Tiberim* (au Transtevère), qui avait 1,800 pieds de diamètre, et qu'on remplissait au moyen de l'eau alsietina qu'un aqueduc allait chercher jusqu'au lac contenu à une hauteur considérable, dans le cratère de Bracciano, l'un des grands volcans depuis longtemps éteints de la chaîne du Cimino qui ferme au nord la campagne de Rome. Aujourd'hui, l'eau alsietina jaillit encore en cascade sur le flanc du Janicule sous le nom de fontaine Pauline.

Sous Néron, on construisit une autre naumachie entre le Palatin, le Cœlius et l'Esquilin, dans cette dépression de terrain où, quelques années plus tard, Vespasien fit ériger le plus grand de tous les amphithéâtres, le Colysée. Cette naumachie, plus fréquemment employée comme bassin de natation, fut plus particulièrement désignée sous le nom de *Stagnum Neronis*. Il y eut aussi dans le *Campus vaticanus*, au lieu de la place Saint-Pierre, un autre *Stagnum navale Neronis*.

Remarquons encore que, pour remplir à moment donné les bassins de natation et les naumachies, on vidait des *lacus*, écluses le plus souvent couvertes, et à plusieurs réservoirs parallèles, établis en grand nombre dans divers quartiers de la ville. C'est ainsi, par exemple, qu'Agrippa, au rapport de

Pline, outre cinq cents fontaines et cent trente châteaux d'eau, fit sept cents lacs : *Prætereà fontes CV, castella CXXX, septingentos lacus fecit.* Il ressort donc bien évidemment de ces indications que le mot étang, *stagnum,* fut employé comme synonyme de bassin de naumachie; que le mot lac, *lacus,* fut employé comme synonyme d'écluse de réservoir, et nous voyons par là combien se sont égarés dans leurs interprétations ceux qui, s'exagérant les conditions hydrographiques de l'ancienne Rome, en traduisant *stagnum* et *lacus* d'après leur sens littéral, nous ont donné ses sept collines comme surgissant autrefois au milieu des eaux, et formant en quelque sorte un petit archipel.

Il est vrai que, dans les pays chauds où les fièvres règnent endémo-épidémiquement, et où l'on ne trouve cependant pas en nombre suffisant et en suffisante quantité les eaux stagnantes dont une théorie aux abois aurait besoin, il est des théoriciens qui, à défaut du marais type, se contentent d'invoquer des marais infiniment petits, de *simples rigoles,* par exemple; à défaut de marais visibles, des marais invisibles dits *souterrains;* à défaut de marais actuels, le souvenir de ceux qui existèrent jadis, il y a quelques milliers d'années, comme les Velabres, voire même le souvenir de ceux qui n'ont existé que de nom en tant que marais, comme les *lacus* et le *stagnum* dont nous venons de parler. Ceci soit dit en passant à l'adresse de la théorie de l'intoxication miasmatique paludéenne, dont nous avons fait *in extenso* la critique et la réfutation dans nos études physiologiques.

Les aqueducs que nous avons énumérés par ordre chronologique de construction, formant un réseau qui s'irradiait, dans diverses directions, jusqu'à sept et huit lieues, comme l'*Anio vetus* et l'*Alsietina,* suffirent aux besoins de la ville même à l'époque de sa plus grande extension. Toutefois, si l'eau ne manquait pas, les thermes faisaient défaut, tant l'habitude de les fréquenter se généralisait. Titus en fit construire de nouveaux au mont Esquilin (troisième région), sur les jardins de Mécène et la *Domus aurea* de Néron. Ces thermes, agrandis successivement par Domitien, par Trajan, par Adrien, s'étendirent du Colysée vers le milieu du Forum. Il n'en reste que des vestiges attestant leur splendeur passée ; dans les parties

souterraines, il existe des salles ornées de peintures d'un remarquable état de conservation. Commode et Septime-Sévère
eurent aussi leurs thermes. Après eux, Antonin Caracalla en
fit ériger d'autres dont on voit surgir les imposantes ruines à
droite de la voie Appia, entre le Circus maximus et la_porte
Capène (douzième région). Ces thermes de Caracalla, où 1600
baigneurs pouvaient trouver place à la fois, pavés en mosaï-
ques, dont il reste des fragments représentant des exercices
gymnastiques, contenaient un très-grand nombre de statues
dont on a retrouvé de fort belles. Les trois parties principales
de ces thermes formant un vaste carré avec enceinte étaient :
le *laconicum*, rotonde dans le genre du Panthéon, avec une
grande vasque au milieu; la *cella solearis*, vaste salle de bains
de 200 pieds de longueur et qu'on recouvrait ou découvrait par
un velarium mobile, sur un soffite à arceaux de bronze; la
cella frigidaria ou bassin de natation.

L'attrait qu'offraient les thermes allant croissant, et le cri
thermas devenant un autre *panem et circenses*, Alexandre-
Sévère et Décius dotèrent les régions première et douzième de
nouveaux thermes, et Dioclétien, à son tour, en fit construire
dans la sixième région sur le Viminal, dépassant en étendue tous
les autres, car ils formaient un carré de près d'une demi-lieue
de tour. Ce qui avait amené à donner d'aussi vastes proportions à ces établissements, c'est que outre les bains et leurs
dépendances formant le centre, on y avait annexé des portiques,
des basiliques, des pinacothèques (galeries de tableaux et de
statues) où les artistes faisaient une exposition permanente de
leurs œuvres, des bibliothèques et, comme ceinture, des·ave-
nues ombragées, de vastes jardins, des bosquets, des exèdres
des hémicycles où les philosophes, les orateurs, les poètes, se
livraient aux exercices littéraires, tandis que, dans d'autres
lieux, on préférait ceux de la palestre. Il y eut aussi des théâtres et des stades pour assister tout à la fois aux jeux athléti-
tiques, aux courses à pied et à cheval.

Quand on se rend au Viminal par la *via Strozzi*, on trouve
à l'extrémité une grosse tour en briques avec cette inscription :
*Thermarum Diocletianarum œvo superstes monumentum ne
quid veteris magnificentiœ nova urbis œdificia abolerent
Clem. XI horreis a se constructis fulciri curavit MDCCV.*

Protestation tardive contre le marteau des démolisseurs qui trop longtemps exploitèrent les monuments de l'ancienne Rome comme des carrières de matériaux à constructions. Pour n'en citer qu'un cas : le Colysée, ce colosse des amphithéâtres, a été en partie démoli pour construire divers palais, notamment celui des Barberini. Aussi le blâme public s'est-il formulé contre ce néovandalisme par cette épigramme macaronique :

> *Quod non fecerunt Barbari*
> *Fecere Barberini.*

Cette tour tronquée, dont le bord supérieur est garni d'une guirlande de plantes et d'arbustes parasites, sorte de corniche de vétusté, était un temple dédié à Esculape, à l'angle sud de l'enceinte des thermes de Dioclétien, on en a fait la porte de la prison dite des Thermes, construite sur les ruines de l'*atriolum*. A 1,500 palmes de ce point, un autre temple circulaire, celui de *la Santé*, formait l'angle ouest, resté en parfaite conservation avec sa voûte sphérique, à caissons octogones, percée au centre d'une ouverture unique et circulaire, on en a fait l'église de Saint-Bernard, et de l'*atriolum* adjacent on en a fait le couvent du même nom. Entre ces deux quartiers existe un grand espace demi-circulaire transformé en jardins et en étendages ; c'est là que se trouvait le *circum columnium* à convexité extérieure en partie conservée, et qu'entourait un portique à colonnades. La concavité du *circum columnium* avait des gradins étagés en arc de cercle donnant sur le *theatridium* et sur le stade dont l'emplacement est actuellement une esplanade aux allées d'acacias, lieu de promenade, de jeux de paume et de boules, terrain d'exercice ou de manége, et où les régiments passaient les revues quand nous occupions ce quartier.

Les diverses parties que nous venons d'énumérer formaient par leur réunion le premier plan des Thermes, perpendiculairement auquel les deux ailes se développaient sur une longueur égale, réunies l'une à l'autre par un quatrième côté, le tout formant ainsi un carré de 4,275 pieds. C'est sur les trois derniers côtés que se trouvaient comme une galerie continue les exèdres, les hémicycles, les écoles, les bibliothèques, etc., donnant sur des allées de platanes, de là appelées *Platanones*. Deux entrées symétriques se trouvaient sur les parties latérales **qui** longeaient les voies des portes Colline et Viminale; près de cette dernière étaient les réservoirs.

Cette ceinture quadrilatère, où l'on avait multiplié tout ce qui pouvait concourir aux exercices, aux distractions et aux délassements, entourait un carré central où étaient les Thermes proprement dits qui pouvaient contenir jusqu'à 3,200 baigneurs. En quittant la Via di Porta-Pia (porte Colline), en face de la fontaine de Sixte-Quint, on trouve successivement : une école selon la méthode de l'abbé de l'Épée, l'*Instituto del sordo-muti*, l'Établissement des Orphelines, les greniers de l'horreum de Grégoire XIII, un second orphanotrophion pour les garçons, les puits à huile de l'*annona olearia* de Clément XIII, l'église en croix grecque de Sainte-Marie-des-Anges, la Chartreuse, la caserne des Thermes, des greniers à foin, des voûtes élevées et hardiment jetées : toutes constructions entées sur la plus grande partie des ruines plus ou moins restaurées du *Frigidarium*, de l'*Atrium*, du *Tepidarium*, du *Laconicum*, du *Conisterium*, de l'*Éphcbeum*, du *Calidarium*, de l'*Apodyterium*, du *Xistus*, des portiques, des bassins, des fontaines, etc. Ces diverses parties, en nombre égal à droite et à gauche du *Xixtus*, point central qui était aux Thermes ce que le foyer est à nos théâtres, affectaient une disposition exactement symétrique, ayant eu peut-être pour objet de former deux établissements distincts pour chaque sexe. Toutes étaient décorées avec luxe, et partout la richesse était unie au grandiose. L'on voit encore sur leurs bases primitives, dans la grande salle rectangulaire du *Xixtus* qui a plus de 100 mètres de long et dont on a fait, d'après les dessins de Michel-Ange, la nef principale de l'église actuelle, des colonnes de granit d'un bloc qui ont 62 palmes de hauteur, dont les chapiteaux corinthiens soutiennent une corniche très-remarquable. Les voûtes d'arêtes et les murs étaient ornés de peintures, et les pavés étaient en mosaïque. Au delà de l'église se trouve la Chartreuse, dont les galeries sont supportées par les cent colonnes en travertin d'un portique carré; au lieu du vaste jardin qu'entoure ce portique, fut autrefois le bassin de natation. Outre ce bassin en plein vent (*sub divo*), orné de fontaines jaillissantes, en partie ombragé, en partie exposé au soleil, il y avait aussi des piscines couvertes et remplies d'eau tiède pour l'hiver, car on fréquentait les Thermes en toutes saisons, plus fréquemment en été toutefois. Un Telephus Gramaticus, auquel il fut donné d'en user pendant près de quatre-vingts ans, avait coutume, dit-il, de se baigner en été le double qu'en hiver. Quant au moment de la journée, c'était dans l'après-midi qu'on allait aux Thermes, *a meridie ad vesperum*, et de préférence à deux heures, moins peut-être parce que c'était le moment où, pour les bains frais, l'eau était à température plus convenable, que parce que la matinée était toute consacrée aux affaires (*negotiis*). Or il est à remarquer que pour la masse de ce peuple, quoique maître de la terre, chez lequel l'agriculture, l'industrie et le commerce n'étaient presque rien, qui par suite tombait dans une oisiveté absolue, tout travail manuel incombant aux esclaves par le fait qu'ils étaient vaincus, l'une des premières et des principales affaires était de se rendre aux salutations de leurs patrons qui, après la première et la deuxième admission, faisaient distribuer la sportule en vivres ou en argent, et se rendaient ensuite escortés de leurs clients, au Forum, ce lieu où s'agitaient toutes choses.

Le moment venu de l'ouverture des Thermes, pour avertir le public, on sonnait les *tintinnabula;* l'usage des cloches, comme on le voit, date de loin à Rome. Avant cette sonnerie, nul n'avait accès aux Thermes, sauf pour cas de maladie, car chez les anciens Romains la majeure partie de la médecine fut dans l'usage des bains sous toutes formes et de toutes sortes.

En effet, après les bains du Tibre, vinrent les bains d'eau chaude, puis les bains de vapeurs, les bains d'air sec et chaud, les bains de sable; puis on en vint pour adoucir la peau à mêler l'huile à l'eau, et après ces bains oléagineux on employa des bains d'huile pure. La coquetterie amena certaines femmes à faire usage de bains de lait de chèvre et d'ânesse, et à cet effet, Poppea, femme de Néron, avait toujours à sa disposition un fort troupeau d'ânesses ayant mis bas. Des hommes, visant plutôt à fortifier leurs membres, prenaient des bains de vin.

Enfin, pour tenter de guérir certaines maladies ordinairement incurables, il n'est pas jusqu'aux bains de sang dont on n'ait essayé. On lit dans les conciles que Constantin dit le

Grand, atteint de la lèpre, fit usage, *horresco referens !* de bains *sanguinis juvenium.* Heureusement qu'il fut guéri de cette horrible habitude par la vertu de l'eau bénite, disent les auteurs sacrés.

Les *tintinnabula* sonnant, chacun alors de faire ses prépatifs pour sa toilette de bain, *andromede, sudatorium, strigille* pour déterger la sueur, sorte de râcloir recourbé sur le plat, en os, en ivoire, en fer, en argent ou en or. On faisait aussi provision de pommades et d'onguents, que le savon vint remplacer quand l'usage, dit Pline, s'en répandit des Gaules en Italie. La farine de lupins était employée comme aujourd'hui le son ou la pâte d'amandes. Tous ces objets, de même que les essences, les parfums renfermés dans des vases ou dans des cornes de buffle et autres préparées à cet effet, étaient confiés à des esclaves, ordinairement à de petits garçons qui précédaient leurs maîtres. Ceux qui n'emportaient rien trouvaient à prix d'argent dans l'établissement tout ce dont ils pouvaient avoir besoin ; d'autres, ne prenant part ni aux baignades ni aux exercices, se dirigeaient en simples spectateurs sur tel ou tel point des Thermes ou s'égaraient dans leurs bosquets; mais tous en entrant devaient payer un quart d'as (le quadrans), rétribution qui permettait à chacun d'aller où bon lui semblait, sans distinction de rang. Il n'y avait d'exception à cette règle de péage que pour les enfants au-dessous de quatorze ans qui avaient une heure réservée pour la baignade. Cependant il fut certaines circonstances où l'entrée fut gratuite pour tout le monde en signe de réjouissance publique.

Dès qu'on avait franchi la première enceinte, le stade, les platanées, on entrait dans l'*Apodyterium*, grand vestibule où l'on déposait ses vêtements entre les mains des esclaves. Celui, comme disait Despréaux,

> *Qui n'allait* pas de grands esclaves fastueux.
> Les fatiguer de *lui* ni se fatiguer d'eux,

suspendait simplement son vêtement au porte-manteau, où il était autant en sûreté, et cela en vertu d'un article de règlement aussi court que draconien dans sa teneur, disant que tout voleur serait puni de mort : *Capite puniretur.* De l'*Apodyterium,* les jeunes gens allaient se livrer aux exercices du quinquertium (le πενταπλον des Grecs), savoir : à la lutte, au disque, au saut, à la course et au pugilat. Ceux qui devaient lutter après s'être frottés d'huile dans l'*Eleothesium* allaient se saupoudrer le corps dans le *Conisterium*. Les plus forts faisaient de l'escrime ou de la voltige à cheval. En hiver, les athlètes s'exerçaient en stades couverts; après la fatigue de ces divers exercices, on se faisait frotter, on réparait la dépense de force par un repos momentané dans l'air sec et chaud du *Calidarium* et par les délassements des bains à diverses températures, souvent à plusieurs reprises dans la même journée. La manière de prendre les bains dans les Thermes varia beaucoup; toutefois, les points généraux de cette pratique étaient : 1° le bain d'étuve humide ou sèche, l'une ou l'autre ou toutes deux successivement; 2° le bain tiède le plus souvent avec onction préalable; 3° les ablutions ou les immersions froides; 4° le massage en douce température. On pouvait aussi, sans sortir du *Calidarium* ou *Laconicum*, arrêter la sudation par des ablutions ou des immersions dans la vasque ou la piscine d'eau froide qui était au centre. Ceux ordinairement qui ne se livraient pas aux exercices, bien enveloppés, faisaient d'abord une sudation dans les tièdes vapeurs du *Tepidarium*. De là ils passaient comme ceux qui avaient fait de la gymnastique, mais plus longtemps qu'eux, dans le *Calidarium*, où ils transpiraient plus abondamment encore. Après ces bains d'étuve, on prenait plusieurs bains d'eau à température décroissante jusqu'à l'eau froide. Ceux qui désiraient plus particulièrement se livrer à la natation avaient le choix entre les piscines d'eau chaude et le grand bassin à température ordinaire.

D'après Galien, la coutume était d'entrer d'abord dans le *laconicum* pour y faire une sudation; de là on descendait dans le λουτρον, piscine d'eau chaude; puis, pour prévenir des sueurs immodérées, on se plongeait rapidement dans l'eau froide, et l'on se rendait aussitôt après dans la douce atmosphère du *tepidarium* où l'on procédait aux frictions et aux onctions du massage. L'*oleum jasminum* était largement employé, souvent même avant l'immersion, pour que la peau fût mieux imprégnée de son essence. Enfin on achevait sa toilette dans l'*apodyterium*, appelé aussi le *spoliatorium*, à portée duquel se trouvaient des parfumeurs aux mains exercées pour le culte de la barbe et des cheveux.

Ce n'est pas, avons-nous dit, dans un but seulement hygiénique, qu'on allait aux thermes, on en tirait aussi largement parti sous le rapport thérapeutique : c'était la grande ressource contre les affections cutanées et articulaires, les douleurs, les anciennes blessures et toutes les maladies chroniques. Bien plus, on en vint à employer les bains, concurremment chauds et froids, dans les fièvres continues et surtout contre les fièvres intermittentes.

Déjà Hippocrate avait signalé les avantages des bains contre la fièvre quarte, et Plutarque rapporte qu'*Alexander magnus febricitans in balneo dormierit.* L'avis des médecins de Rome fut partagé, mais les partisans des bains l'emportèrent sur les détracteurs. Asclépiade en usa hardiment, et Galien déclarant que non-seulement les bains étaient utiles, mais que dans certaines fièvres ils étaient la seule ressource, formulait ainsi sa manière de voir sur ce point : *Ex balneis vacuatur quidquid in corpore vel fuliginosum vel fumidum sit.*

Toutefois, selon ses vues humoristiques, il prescrivait de n'employer les bains dans les fièvres *continues et putrides* qu'au moment où *in urinis coctio apparet.* Il dit spécialement de n'employer les bains : *nec in pleuritidi et pulmonis inflammatione, nisi concocto morbo aut certe inanito corpore,* et dans les arthrites rhumatismale et goutteuse : *humoris cursus ad partem infimam balneo concitatur.* Quant aux fièvres intermittentes, il considérait les bains comme très-utiles *dans toutes les quotidiennes qui étaient provoquées par les ardeurs du soleil et des fatigues excessives.*

La rémission du troisième jour surtout était le meilleur moment pour faire prendre un bain chaud, immédiatement suivi d'une immersion dans l'eau froide.

Si la fièvre revenait au quatrième jour, l'accès terminé, on recommençait les immersions. La fièvre tierce avait ce privilége spécial que, avant que la coction apparût *in urinis,* on pouvait la traiter efficacement par les bains. D'après les préceptes de Galien, le fébricitant devait être mis dans un bain à température modérée et y séjourner un certain temps, de là être plongé dans un bain froid, puis recevoir des affusions d'eau tiède, être plongé, essuyé et frictionné avec précaution et mis au lit. La fièvre hectique, *ex erysipelate,* devait être traitée moins par les bains que par l'eau froide administrée en boisson.

On voit que l'hydrothérapie ne date pas d'hier, sans contester à Priessnitz l'originalité de son *modus faciendi.* De même aussi les sudations dans le *laconicum,* suivies d'ablutions ou d'immersions froides dans la vasque ou la piscine qui en occupait le centre, nous donnent l'origine du bain oriental ou bain russe.

Dans les thermes, outre les lits fixes et suspendus servant au repos pour motif de santé, il y avait aussi des lits de festin dans les salles de la *diæta,* pour prendre le repas après le bain : car parmi les préparatifs qu'on faisait porter on n'oubliait pas les *vasa ad vescendum* plus ou moins confortablement garnis de provisions de bouche. Ces repas, qui n'étaient pas toujours de famille et qu'on pouvait commander sur les lieux aussi somptueux qu'on le désirait, devinrent des fêtes licencieuses dont les préliminaires commençaient à l'*apodyterium.* En effet, bien que les règlements primitifs eussent prescrit la séparation des sexes, que les atteintes à la morale publique fissent encourir les peines les plus sévères, la mort même pour quiconque *in thermas mulieribus discretas violenter intrare præsumpsisset,* avec les mœurs du temps et par la force des choses, ces réglementations par leurs excès de rigueur aussi passèrent à l'état de lettres mortes. La foule assistait indistinctement aux exercices des jeunes gens et des athlètes le plus souvent entièrement nus. Les jeux, les bains et le climat firent de la quasi-nudité, d'une simple synthèse flottant au vent, la tenue habituelle des thermes ; partout se firent indifféremment les réunions en commun, les baignades, et le contact multiplié de l'un et l'autre sexe tint de la promiscuité, ainsi que le dit Prontanus.

« Quid thermæ, nisi lene, molle, mite ?

« Hic fas est juveni, hic licet puellæ certatim teneros inire lusus. Hic et basia morsionculasque subreptim dare, mutuosque fovere amplexus licet, et jocari, hanc legem sibi balnea edidere. »

Perse signale le jeu de certains miroirs par lesquels :

« . . . . . . Reflexa nudorum qui intus lavabantur corpora majora et quasi gigantea specie apparebant nudis puellis et catamitis procacibus ad hoc irritamentum lasciviæ introductis. »

Tacite signale une particularité analogue dans la description du festin de Néron sur l'étang d'Agrippa et dans les bosquets et lieux de plaisance qui l'entouraient.

« . . . . . . Igitur in stagno Agrippæ fabricatum est ratem cui superpositum convivium aliarum tractu navium moveretur; naves auro et ebore distinctæ, remigesque exoleti, per ætates et scientiam libidinum componebantur. Volucres et feros diversis e terris, et animalia maris oceano ab usque petiverant. Crepidinibus stagni lupanaria adstabant illustribus feminis completa. Contra scorta videbantur nudis corporibus. Jam gestus motusque obsceni; et postquam tenebræ incidebant quantum juxta nemoris et circumjecta tecta consonare cantu et luminibus clarescere. »

Clément-Alexandre dit, en parlant des femmes qui fréquentaient les thermes :

« Servis nudæ exuuntur ab eis item nudis fricantur. » D'autres ne rougissaient pas : « se exuere spectatoribus tanquam corporum cauponibus. » Enfin, sans autre parure qu'une couronne de pampre, de lierre, d'hyacinthe ou d'anémone . « eo venere intemperantiæ mulieres ut cœnent et sint ebriæ dum lavantur. Viris autem et feminis communia aperta sunt balnea ac ex eo exuuntur ad intemperantiam. »

Eh ! comment en eût-il été autrement chez un peuple désœuvré, ignorant et superstitieux, pour qui toute passion ou vice, comme toute vertu, avait sa divinité, et chez lequel Bacchus et Vénus surtout, tenant le reste de l'Olympe en échec, entraînaient chaque année la population dans les désordres inénarrables de leurs fêtes ?

Lors des cataclysmes d'armées barbares qui engloutirent Rome, les thermes eurent le sort commun, et leur ruine fut achevée par la répulsion que le souvenir des scandales des derniers temps inspirait au prosélytisme chrétien, qui prit à tâche de proscrire l'usage des bains. La part des abus que les thermes occasionnèrent est large sans doute, mais on doit reconnaître qu'ils ne furent en quelque sorte que des points de reflet des mœurs d'un état social dont le relâchement avait sa source autre part.

D'ailleurs, à une époque où les ablutions hygiéniques furent en oubli, nous devrions dire en horreur, au moyen âge, les vices et les désordres furent à leur comble durant cette nuit de barbarie qui précéda les temps modernes. Les lamentations de Pierre de Damien, récemment le livre de l'abbé Gosselin, et tant d'autres témoignages irrécusables, ne laissent aucune incertitude à cet égard. Ces conditions sont bien de nature assurément à atténuer le mal qu'on attribue aux thermes; dans tous les cas, quelle que soit la part qui leur revienne, il y a ici une double question à dégager. Les thermes romains, nous l'avons vu, furent bien autre chose que des établissements de bains. Les accessoires l'emportèrent sur le principal.

Passons condamnation sur certaines dépendances des thermes, mais ne prohibons pas les bains, qui sont et resteront incontestablement l'une des plus grandes ressources dont on puisse tirer parti pour l'hygiène publique.

Quoi qu'il en soit, notre époque se ressent encore de l'hydrophobie du moyen âge; à Rome surtout, l'horreur de l'eau est aussi prononcée que la vogue en fut grande autrefois. Il est vrai qu'il y a à cela quelques motifs. Les bains publics, ainsi appelés par ironie sans doute, ne sont que de méchantes cabines dont le prix d'entrée, trop élevé d'ailleurs, équivaut à une prohibition pour le plus grand nombre; encore a-t-on observé que les bains exposent à la fièvre intermittente.

Le climat, en effet, par l'intensité et la variabilité d'action de tous ses phénomènes atmosphériques, développe chez ceux qui vivent sous ses influences une impressionnabilité spéciale qui commande de grandes précautions en toutes circonstances, notamment pour se baigner. A plus forte raison redoute-t-on d'aller se plonger dans les eaux troubles du Tibre, au lit profondément encaissé par des rives désolées. Cette influence du climat sur la génésie des fièvres, de tout temps commune aux pays méridionaux, et notamment à l'Italie centrale, est précisément ce qui avait fait aux anciens Romains une nécessité de s'entourer dans leurs établissements de bains de tout ce qui pouvait concourir à créer un milieu artificiel protecteur pour se livrer à leurs pratiques hygiéniques. Aujourd'hui comme autrefois, cette influence rendrait nécessaires des établissements spéciaux appropriés aux besoins et aux mœurs de la population, qui retrouverait dans l'usage des bains les bénéfices prophylactiques et curatifs qu'ils procureront toujours, pris en conditions favorables. Regrettons que, sous ce rapport, Rome, cette vaste nécropole, n'ait que les vestiges des thermes d'autrefois, dont les tronçons d'aqueducs gisent en ruines comme les ossements d'un gigantesque squelette, épars dans le désert de l'Agro Romano.

FIN.

TABLE DES MATIÈRES.

Paris. — Imprimerie de Cosse et J. Dumaine, rue Christine, 2.

9 782014 046595